こころの科学叢書

新訂

自閉症

村田豊久

日本評論社

新訂版・はじめに

この『自閉症』の初版は一九八〇年に医歯薬出版から出されました。これが意外に評判を呼び、その後一五年以上も売れ続けました。多くの方がたから褒めていただきました。

それは、それまでに出された自閉症の書物とはかなり異なった視点から、自閉症とはなにか、どう働きかけてよいかを説いたものでした。自閉症はどこが悪いのか、原因はなにかを追究しても無駄ではないか、自閉症と呼ばれる子どもたちは発達のどの段階で、どのような発達の足踏みをした子どもたちなのかという検討をして、それに応じての働きかけを考えるべきではないかと問いかけました。そのような考えは甘いのではないとか、科学的証拠に乏しいのではという批判もありましたが、臨床的な立場で自閉症とかかわっている方がたは賛同して下さり、私の考えを取り入れてくださった方がたも少なくありませんでした。

一九九〇年代になって、自閉症に関する新たないろいろの理論がわが国にも入ってきました。次第に私が訴えていたことも古臭く思えてきたのでしょう。だんだんとこの本を購入する人も少なくなって、二〇年たった二〇〇〇年ごろ絶版となってしまいました。一方、私がそこで対象として子どもたちも二〇年以上たつと皆成人となり、三〇歳になっている人もいました。その人びとも懸命に生きていましたが、私が一九八〇年ごろに思い描いたほどのよい社会適応状態とは言えませんでした。一九八〇年ごろの私は、この子どもたちも今は深刻な障害を背負っているが、きっと改善される、自立的に生きていけるようになると祈りにも似た願望を抱えていたことを思い知らされました。すると、私も『自閉症』初版のかなり楽観的な記述を主張するのをためらうような気持ちになっていました。

ところが、自閉症に真摯にむきあってこられ、自閉症をどう理解すべきかをずっと考えてこられていた滝川一廣先生は、多くの新たな理論や学説が多く出てきた後も、私の『自閉症』を評価して下さり、この再出版を企画して下さいました。そして『こころの科学』や、『そだちの科学』を刊行している日本評論社に本書の新訂を取り計らって下さいました。そして解説の論考も書いて下さいました。しかし、肝心の私は長く尻込みしていました。この『自閉症』がそれにかなうものか考え込んでしまっていました。

私は当初から診ていた自閉症の子どもたちとは三〇年、四〇年経ってもずっと訪ねたり、来てもらったりで関わりもってきましたが、もう皆四〇歳を過ぎ、五〇歳になった方もいます。そして同じ目線でこの方がたと話していくと、自閉症の社会適応がよくないというのは私たちがきめた基準での判定であって、この方がたはみな立派に生き続けようとしていることに気づきました。発達が障害されていると言っても、発達のペースがちがう、発達の再修復が一〇年、二〇年遅れて始まった人びととみなさざるを得ないとやっと思えてきました。

そう考えなおして『自閉症』初版を読み直すと、自分でいうのも変ですが、何も間違ったことは述べていないし、むしろ三六年前にしては斬新なことを記しているなと思いました。

他の臨床家や研究者はいまだあまり気づいていないことも多く指摘しています。今は発達障害として自閉症を理解しようとする動向が主流となりましたが、どう発達が障害されているのかを、発達の道筋を理解したうえでの検討が少ないと思います。このような現状を思うと、今またこの『自閉症』が役立つようになったと考えるのです。

四六年前から私の自閉症療育を手伝ってくれていた小林隆児さんにはもういい加減に出したらどうですかと言われましたし、私が敬愛する先輩の清水將之先生には君も少し頑張れよと促されました。そんな経緯で日本評論社に『自閉症』新訂版のお願いをした次第です。

二〇一五年一二月

村田豊久

初版・はじめに

筆者は本書を、精神科医の立場からの自閉症ガイドブックとして記述しました。

自閉症ということばは今では広く流布し、一般の人の日常会話の中にもしばしば登場します。しかし、多くの場合その内容は正しく自閉症を理解しているとはとうていいえるようなものではありません。なかには、おしゃべりで、おせっかいやきで、なれなれしい人が自開症と呼ばれるということなので、自閉症とはその逆というとらえ方がなされる場合さえあるようです。

また、書店の心理学や特殊教育学のコーナーには、数えきれないほど多くの自閉症関係書類が並んでいます。しかしここでも、自閉症とは何かということに関しては、筆者ら精神科医からみると、正しい理解のもとに著されたものが少ないように思われます。それが治療や教育の動向の足並みの乱れにも関係していると考えます。精神科医の著したものには中根晃氏のきわめて優れた専門書がありますが、精神医学畑以外の方に自閉症を正しく理解してもらうような入門書が少なかったことが、筆者がこのシリーズ（編集部注：小児のメディカル・ケア・シリーズ、医歯薬出版）での自閉症の著述を引き受けた動機です。

本書では、現在自閉症を考えるうえで問題とされるべきことがらを、すべて取り入れて解説しようと心がけました。しかし、筆者のこれまで精神医学の中でとってきた立場や、小児の発達観によって、やはりある方向にいくぶん偏ってしまったかもしれません。筆者は精神科医となってから、主として精神分析の雰囲気の中で育ち、フランスに留学して初めて神経心理学的な視点からの小児精神発達学を学びました。この一〇年、両者を折衷したような方向づけをみずからとって、子どもたちの精神医療にたずさわってきました。本書の中でも、この立場を基点として他の分野の解説を試みたことになります。

筆者の現在の日常臨床活動の場は、北九州市の街中にある小さな外来診療所と福岡大学病院精神科の児童外来、そして福岡市障害福祉センターで行っている土曜学級と呼ばれるボランティア活動による自閉症児のための集団治療です。なかでも町医者が主なる任務ですから、いろいろな自閉症児と接しられるという特権をもっています。しかし家庭から離れて入院治療を送らざるをえなくなった自閉症児と長時間深い治療関係をもつという経験をもっていません。そのため重度の障害をもつ自閉症児の入院治療について、体験的な報告をすることができませんでした。

また、自閉症児の問題点を把握し、どういう働きかけが必要かを理解していただきたいということに力点をおいたため、これまでの自閉症についての著作とはかなり異なった方法で記述を進めていきました。これでよかったのかどうかは読者の皆さんのご批判に待つと同時に、本書によって自閉症の問題への広い関心と深い理解を喚起することができれば幸甚です。

昭和五五年五月

村田豊久

新訂　自閉症・目次

第1章　子どもの精神発達の特徴と自閉症

1　発達という視点からみた自閉症

子どもの精神発達は、ふつう何らの困難もなしに、まるでもって生まれた成長への衝動に従って、スムーズに進んでいくようにみえます。

発達の道筋は複雑

しかし、子どもが母親との心のつながりができ、母親を通して内面的な豊かさを身につけていき、ことばを習得し、知的にも、社会的にも発達していくという道筋はけっして単純なものではないのです。それがうまく運ばれていくためには、ひじょうに多くの条件が整い、数えきれないほどのいろいろの要因が組み合わさって、やっと達成できると考えられるのです。

精神発達の特異な様相の子どもたち

その意味では、精神発達の過程が足踏みしたり、ゆらいでいる子どもたちがいてもけっして不思議ではないのです。自閉症とは、精神発達の様相がひじょうに特異なものになっている子どもたちのことです。自閉症を理解するには、まず子どもの精神発達はどのように進んでいくのかということから入っていかなければなりません。

自閉症は一歳半〜二歳に表れてくる

自閉症はふつう一歳半ごろには、遅くとも二歳までには、精神発達の異常として明らかになってきます。極端に遅れる場合でも、二歳半までには表れてきます。ということは、子どもの二歳半までの精神発達の過程が、どこかで円満に進まなくなってきた子どもたちということを意味します。まず、それまでの子どもの精神発達をたどってみることにします。

2　子どもの精神発達のあゆみ

(1)　新生児期と三ヵ月までの生理的自閉期

身体内部感覚に頼った反射的運動

人間は他の動物と違って、生まれたときからある精神力をそなえているとか、自分を生んでくれた母親を感じる知覚がそなわっているという見解を抱いている人がいます。しかし、精神医学的な立場から人間の精神発達を考えると、生まれたばかりの赤ちゃんはまだ何もわかっていないといわざるをえないのです。動物は高等になればなるほど生まれたときの状態は不完全で、未分化です。人間の赤ちゃんは、自分が何であるか、周りに何があるかもさっぱりわかっていません。ただ漠然とした自分の内部から伝わってくる身体感覚に頼って、反射的な運動、自動的な運動を行っているにすぎないのです。生理的には、ある肉のかたまりという見方もできるでしょう。

母親との肌の触れ合いを通じた感覚の分化

そのような赤ちゃんも、日ごとに自分が、そして周りがわかってくるのです。お母さんに抱き上げられ、あやしかけられ、揺り動かされているうちに、そうされている自分を感じるようになるのです。お乳を吸っている自分、おしめをかえられている自分もわかってきます。お母さんとの肌の触れ合い、身体の触れ合いを通じて、赤ちゃんの感覚は分化して、自分を感じる能力が育っていくのです。二ヵ月を過ぎるころから、そうした感覚面の分化に伴って感情も分化してきます。快い感情、不快な感情がはっきりわかるようになってきます。お母さんに抱かれ、おっぱいを吸っているときの満足げな表情、ぬれたおしめをかえてもらったあとの快さそうな様子を連想していただけたらと思います。

もうこのころは、身体内部感覚が成熟して、おぼろげな形態ではありますが、自己身体像というものが育ってきつつあるのです。

(2) 三ヵ月の微笑と対象関係の発展

生理的自閉期から共生期へ

三ヵ月目になると（もっと早く起こることもしばしばある）赤ちゃんはお母さんと視線が合うとにっこりとほほえみをもらします。あやされると、これ以上の幸せはないといわんばかりの微笑を返してきます。これは赤ちゃんが心理的にひとりきりでなく、お母さんとの共同の世界をもつようになったことを意味します。お母さんと気持が結ばれて、一身同体の体験をもてるようになったのです。マーラーという精神分析医は、生理的自閉期から共生期に入ったという表現をしています。

身体感覚的な成熟と母親の働きかけ

人間はだれであっても、ひとりきりでは人間として育っていきません。人間が人間として育つためには、他のだれかと気持のうえで結ばれた関係をもてるようになることが必須の条件です。しかしこの関係は、赤ちゃんをほうっていても、自然発生的に生じてくるのではなく、それが可能になる身体感覚的な成熟が起こっていなくてはなりません。さらには、それを促す母親の働きかけがなくてはならなかったのです。

〝三ヵ月の微笑〟——対象関係の成立と情動面の豊富化

以上のような経過をへて、〝三ヵ月の微笑〟ということばで象徴される対象関係が成立すると、赤ちゃんは情動面にますます豊かさをますようになります。お母さんへの依存欲求というものがつのってきて、お母さんに抱かれ、あやされたときのみ喜びを感じていたのが、ただ、お母さんが近くにいるというだけで、うれ

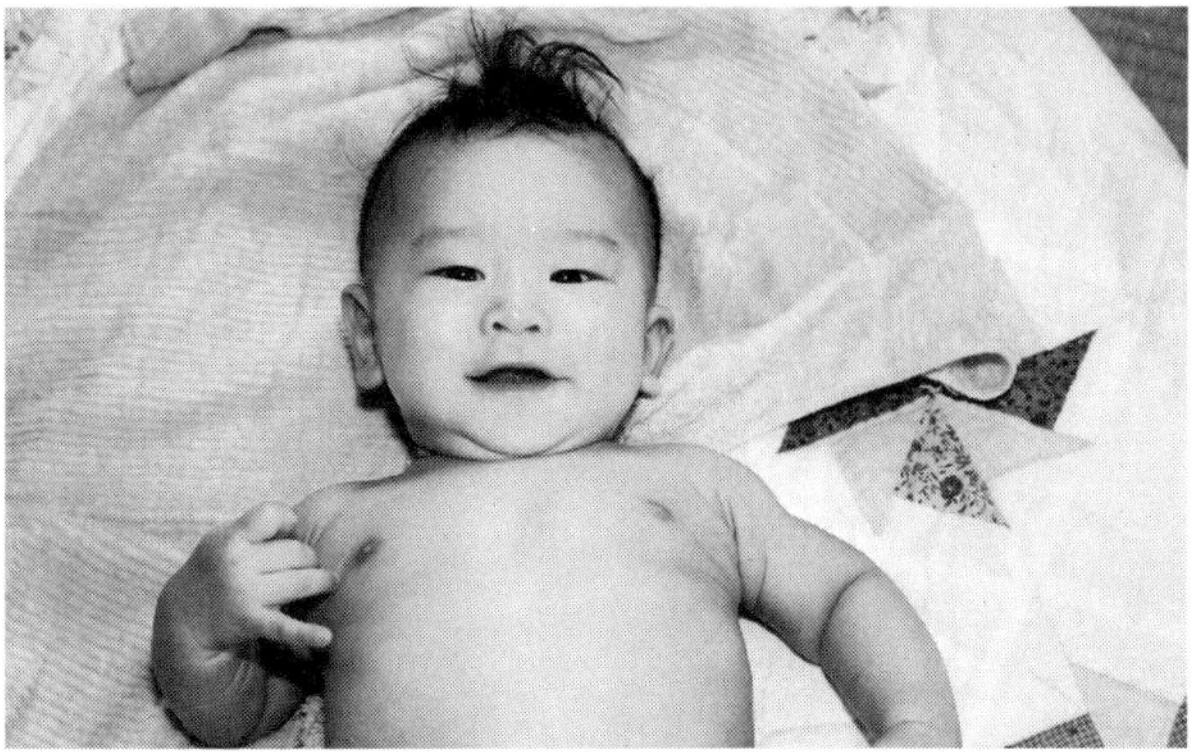

しさを覚えるようになります。さらには、お母さんに自分に対してあやしかけてくれ、注意を向けてくれるようにと求めるようになってきます。お母さんといっしょのときはこのうえなくうれしいし、安定感にひたりきれるという体験をもつようになってきます。また近くに母がいない状況、視線内に存在しない場面では、不安な気持になり、母を追い求めるという行動もみられるようになります。母との情緒的な対象関係がいちだんと深まってくるのです。

〝八ヵ月不安〟——人見知りの現象

七〜八ヵ月にかけて、人見知りという現象がみられるようになってきます。母親には甘えて抱き上げられるのを楽しむのに、隣りのおばさんが抱っこしようとすると不安げな様子を示し、母のもとに逃げ戻るという現象です。この人見知り反応はスピッツによれば〝八ヵ月不安〟と呼ばれ、子どもの対象関係発達のうえではとても重要な指標とされています。これは子どもが、自分をいつもかばってくれ、大切にしてくれる、自分にとって重要な人に対して、他の人にはむけない特別な感情でもって結ばれる能力をもてることになったことを意味するからです。

その後の子どもの知的な面の発達、社会的行動の面の発達も、このような関係が十分にでき上がったかどうかによって大きく支配されるのです。

(3) 八ヵ月〜一歳八ヵ月までの発達段階

八ヵ月不安の現象が起こる時点と相前後して、子どもに新たな知的な芽生えが生じてきます。

母親との特別な心理的感応現象――動作や所作のまね

それは、自分と最も密接な関係にあった母親（ときにその代理者）との間に、他の人との間にはみられない心理的感応現象が起こるのです。母親が〝おつむてんてん〟〝ぱちぱち〟といって頭に手をやる、両手をたたくなどの動作をとると、子どももそれに従って同じ動作をとれるようになるのです。いかにもうれしそうにやり、もう一度やろうとさいそくの身振りまで示します。見知らぬ人が同じような働きかけをして応じさせようとしても、そんなにうまくはいかないのですが、母親との間では、まるで特殊な感応機能があるかのようにかよい合っていくのです。

身体運動模倣能力および音声模倣の成長

このようにして、母親のとる動作や所作を子どもはまねしていきます。身体模倣能力がどんどん育っていくのです。これは一年をすぎて子どもがひとりで歩けるようになると、より進んできます。もうそのころになると、母親だけでなく、父親や他の家族の促しにも、まねして応じることができるようになりますが、やはり母親のあやしかけが最も敏感に伝わっていきます。子どもはただ動作のまねだけでなく、母親の語りかけや音声もまねしてくるようになります。あるジェスチャーとある音声が、おぼろげながらある意味をもつものとして子どもの身体の中に刻み込まれていくのです。

自己身体像の豊富化

このような身体運動模倣能力や音声模倣が育っていくことは、子どもにいろいろな意味で変化を与えます。子どもは多様な動作、運動をとることができるようになって、自分の身体の感覚をより豊かにしてきます。自分の身体を自分のものとして感じ、自分のものとして動かすことができるようになります。それは、自分を取り巻く人や物との関係を、自分の身体を中心として推し量るようになります。自分と周りの区別を、感覚的なレベルで、より具体的に感じとることができるのです。

象徴的機能としてのイメージ——身体図式の成立

また、多様な運動をすることによって、身体内部感覚が豊かになると、自分の体験を運動感覚として銘記し、あとになってもそのときの行動をイメージとして思い出すことができるようになります。ここにないものを思い出せるし、昨日あるいは一昨日したことを思い出せる能力は、知能の発達のうえで最も重要なことですが、それは自分の体験をイメージとして思い出せるかどうかということにほかなりません。それは、自分の内的身体運動感覚が成熟し、身体自己像ができ上がって初めて可能になることです。神経心理学では身体図式ということばがよく使われますが、これは自分の身体をわがものとでき、自分の過去の運動感覚的イメージに基づいて、現在の状況を判断する尺度と考えてよいでしょう。

身体的内言語感覚をそなえる——ことばの獲得

子どもがイメージをもつことができることは、とりもなおさず身体的内言語感覚をそなえてきたということで、ことばを習得するうえで絶対に必要な条件です。ことばとは、子どもが運動感覚的イメージとして思い浮かべていたものが、ある音声によって表象されうるということを理解することです。それまで模倣的に覚えていたある音声が、あることを意味することが理解できたとき、ことばが誕生したといいうるでしょう。

このように八ヵ月～一歳八ヵ月までの発達段階というのは、母とのかかわりのなかで子どもの自己身体像が豊かになり、象徴的機能としてのイメージをもつことができ、その必然的な結果としてことばを獲得するプロセスであると定義できるでしょう。

ことばの生きた表象としての発達——重要な母親の役割

このプロセスの進展には、子どもに起こってくる生理的レベルでの内的成熟が必要なことはいうまでもありませんが、母親の役割もそれに劣らず重要なことです。というのは、ことばが記号としてではなく、生きた表象として発達していくためには、母親の語りかけ、あやしかけの一つ一つが、子どもに意味をもつものとして受け止められて可能となるからです。

(4) 一歳八ヵ月～三歳までの発達

イメージが誕生し、ことばを獲得してくると、子どもは情緒的にも、知的にも著しい発達を示すようになります。その始まりが一歳八ヵ月～二歳にかけてなのです。

母のイメージの保持についての成否——〝妥協の危機〟

それまでは母親とは共生関係が続いていて、母親と自分との心理的なきずなが強いため、はっきりとした分離を遂げられていませんでした。自分と母とが別々の個体であるという認識がまだでき上がっていないとされています。しかし、子どもにイメージをもつ能力が身につくにつれ、母のいろいろの姿や状態についても、イメージとして思い浮かべることができるようになります。母がいなくても、ふたたび自分の前に戻ってくる母のイメージを思い浮べることによって、不安や混乱を示さなくなってきます。情緒的な安定も、意欲や動機も、母のイメージがもてるかどうかにかかっているといえましょう。

もしそれに成功すると、独立心・自立心も芽生え、外界への興味、関心が強まり、模索行為も進んできます。しかし、これがいつもスムーズにいくとはかぎらず、マーラーは、〝再接近期の危機〟(Reapproachment Crisis)〝ということばで、この時期に起こりやすい混乱を呼んでいます。

思考様式の根本的変化

ことばを獲得すると、思考様式が根本的に違ったものになります。ことばを用いて過去を再体験したり、未来を予測することも可能になります。また、ことばでもって自分の内的世界を考えられるようになります。他人と交流することもできるので、社会性も芽生え始め、自分と他人の関係をより現実的なものとして把握できるようになります。

ふつう二歳過ぎには、〝シーシ・イク〟、〝クック・トッテ〟などの二語文が、二歳四ヵ月ごろには

〝パパ・カイシャ・イッタ〟などの三語文や、〝コレ・ナアニ?〟などの質問がいえるようになってきます。

行動面の変化

また行動面でも変化が進み、ぬいぐるみの動物をかわいがったり、二歳半になると、みたて遊びや、ごっこ遊びもできるようになってきます。

しつけと第一反抗期

このように、情緒的・知的進歩が起こると、母親の方でも排尿・排便、着衣、摂食などについて、しつけをしていくことになります。はじめはいわれたとおり素直にやっていた子どもが、二歳半を過ぎるころから干渉されるのをきらうようになってきます。なかにはわざと反対のことをしたり、悪態をついてくることさえあります。これが〝第一反抗期〟と呼ばれている現象です。これが出現すると、情緒的にも、知的にも、乳幼児期の発達はほぼ無事に通り過ぎたとみなすことができるでしょう。

3　自閉症の精神発達

これまで述べてきたような精神発達が順調に進まず、ある時点から固着や足踏み、または退行が起こってきて、その後の発達の様相がほかにはみられない特徴を示すものが自閉症です。症候学的な記述は次章から始めますが、ここでは症例をあげてそれぞれの発達を説明してみます。

〔症例1〕H・A　男児　一九七〇年五月生まれ

父二九歳、母二七歳のとき出生した第一子です。妊娠中も異常なくお産も軽くてすみました。乳児期の身体発達には問題なく、一〇週で首が坐り、一歳前にひとり歩きができました。あやすと笑っていたし、母にはかわいい子と思えたということです。ただ、おば（母の姉）はこの子は目が合わないのじゃないかと指摘しましたが、当時母はそんな感じは受けなかったといいます。

第二子との比較から：四年後に第二子（妹）が出生したのですが、その子と比べると、やはり六〜七ヵ月ごろからずいぶん反応が違っていたことが思い出されてきました。誕生前にはあと追いがなかったし、人見知りも少なかったし、また〝いないいないばあ〟への反応もなかったし、〝ばいばい〟もしない子でした。

一歳過ぎ——母自身も異常に気づく：一歳を過ぎると、母自身もちょっとおかしいのではないかということに気づくようになりました。話しかけても、あやしかけても、よそ見ばかりして、母に反応しないのです。母と外出しても、手をつないで歩くことはなく、目につくものをさわりたくて、ぐるぐる走り回っていました。

家では、ミニカーを並べたり、積み重ねたりして、楽しそうにひとりで遊んでいます。また、よく両手の指を奇妙に動かしたり、いろんな形をつくっています。母にまつわりつくことはぜんぜんなく、他家のおばさんからは、この子はおとなしいねといわれていました。
二歳過ぎても変化なし：二歳過ぎても、話しかけても知らん顔をしています。耳が聞こえないのではないかと思いましたが、ある特定のテレビのコマーシャルがなると、すぐにとんでやってきます。なにかぶつぶつひとりごとをいっていますが、聞き取れません。変化のないまま月日がたってきました。
二歳八ヵ月——よい兆しがみえてくる：二歳八ヵ月になって、やっとよい兆しがみえてきました。視線が合う瞬間がふえてきました。あやせばたまには笑みをもらしたように感じられるようになりました。テレビのコマーシャルのせりふを、はっきり口ずさむようになりました。
二歳一〇ヵ月——治療教育開始：二歳一〇ヵ月で筆者のいた病院を訪ね、以後治療教育を受けるようになります。
三歳——母の話しかけをおうむ返し：三歳になると、母の話しかけをおうむ返しするようになりました。しかし、ことばの意味がわかるようになるには、それからまた半年ほどたちました。
三歳半——ことばの意味の理解と奇妙なくせの出現：三歳半で、カルピス、ジュース、ヤクルト、みかん、バナナなどがわかり、自分でもことばで要求するようになりました。しかし、そのころから奇妙なくせも現れてきました。裸足の人の足の指をさわりたがるのです。くつ下をはいている人には興味を向けませんが、裸足でサンダルをはいている人を見ると、追っかけていって、ちょっとさわって戻ってくるのです。そのような種類のくせが、内容は変わってもその後も続きました。
四歳——母への甘えとイメージ形成の徴候：四歳になると、コマーシャルのせりふのまねもながくなりました。ラーメンを食べていると、そのラーメンのコマーシャルのせりふを口ずさむということも起きてきました。新しく生まれた妹にはまったく興味を向けませんが、母にはかなり甘えを示すようになりました。それと同時に、母が自分へ話しかけたことばを、ひとりごとでしゃべるようになりました。まったく状況と合わないこともありますが、寝巻きを着替えながら〝くつしたはき替えなさい。寝巻き着替えなさい〟といったり、自分で粘土細工をしたあと〝これなに、なにつくったの〟と母が話しかけた以前の場面を思い出してしゃべっているということも多くなってきました。

精神発達障害児の通園施設への転園――多方面でよい変化の出現：そのころ幼稚園に入りましたが、他児に関心を向けないし、自分勝手な行動が多いため、精神発達障害児の通園施設に転園しました。そのことがきっかけとなって、それまでにはないよい変化がいろいろの面で起こってきました。おうむ返しは続くものの、ことば数はふえてきました。読み書き、描写もできるようになりました。無器用ながら体操やダンスの所作も、部分的にまねられるようになりました。

普通児の幼稚園在籍以後も順調な経過：その通園施設に二年いて、普通児の幼稚園に一年在籍し、普通学級に入級しました。当初は、適応困難が予想されましたが、一年ごとによい変化を示し、現在小学四年生です。まだ紋切的な応答が多かったり、いろいろのこだわりがあって、ときにかんしゃくを起こしたりしますが、幼児期の発達の遅れた子どもとしては、きわめて順調な経過をたどっているといえます（なお、本例が描いた人物画を七六頁、図7に、また知能検査のプロフィールを五〇頁、図5に掲載します）。

〔症例2〕 J・H 女児 一九七一年九月生まれ

父三三歳、母二五歳のとき第一子として出生。一歳半違いの妹がいます。妊娠中も、周生期も異常はなく、生後の身体発育もふつうです。

おとなしい赤ん坊：赤ん坊のとき、とてもおとなしかったということです。わく付きのベッドに入れていると、いつまでもひとりでおとなしくしていました。妹はすぐに出せと大さわぎしていたので、その違いをはっきり記憶していると母は述べています。

八～九ヵ月ごろは問題なし：しかし、八～九ヵ月ごろは、あやせばにこにこ笑みを返してきていたし、〝バイバイ〟〝ニギニギ〟など母のまねをしていたということです。

一歳ごろ以降対人的関心を示さなくなる：ところが、一歳ごろバイバイという反応をみせたのを最後に、父や母のあやしかけ、語りかけに振り向かなくなりました。聴力障害が起こったのではと、耳鼻科で検査を受けたこともありました。

発達のアンバランスが起こる：運動発達や日常習慣の習得はふつうに進んでいますが、対人的関心やことばの発達は、むしろ逆戻りしていたようです。一歳半ごろの育児日記をみても、〝キャラメルの紙をむける〟〝ひとり寝ができる〟〝コップからコップに水を移せる〟のに〝大人がつかまえようとしても逃げない〟〝父母のしぐさをまねしない〟〝困難に合っても助けを求めない〟〝目、耳、口など身体部分をたずねても指さない〟など、はっきりしたアンバランスが起こってきています。

ひとりだけの楽しみにふける：ひとり遊びが続き、それもブロックを積んだり、電話帳めくりなど、同じことを何時間も繰り返します。テレビでみたコマーシャルの商品をマーケットで見つけるとひじように喜ぶなど、ひとりだけの楽しみにふけるようになりました。

二歳過ぎ――遅延模倣がみられる：二歳を過ぎても、両親の語りかけにはいつも知らん顔で反応をみせません。自分に必要なときだけ、母の手をひっぱっていって要求をするというぐあいです。ボールのやりとりをしようとか、ダンスをさせようとか、直接にまね行動を促してもまったく無視しているのに、ひとりっきりのとき、母の動作のまね、たとえばだいこんを包丁で切るとか、お茶を入れるなどの遅延模倣がみられるようになりました。また、テレビのコマーシャルのせりふも、ひとりでつぶやいています。

三歳時に受診――三歳半になってよい変化が生じてくる：三歳時に筆者のところに診察にきました。しかし、その後しばらくはほとんど変化はありませんが、三歳半になって、やっとよい変化が生じてきました。母の語りかけに、おうむ返しではありますが、応じるようになってきました。〝コップこっちにもってきて〟と復唱しながらもってきます。〝ＳＯＮＹ〟〝日立〟〝ハワイ〟など特定の記号を読むようになりました。

四歳過ぎ――発達の進展とことばの使い分けのちぐはぐさ：四歳を過ぎると、理解できる語彙は急速にふえ、色の区別もできるし、またテレビの子ども番組を見て、体操のまねをしてやるようにもなりました。ことばで母に要求することもふえました。母に自然な甘えを向けてくることも目立って多くなりました。しかし、ことばの使い分けはちぐはぐで、ある日プールから連れて帰って玄関に入るとき、〝プールおもしろかったね〟と母が話しかけたら、母と外出から戻って玄関をくぐり抜けるときの発語が〝プールおもしろかったね〟と理解したらしく、いつもその状況でそのことばを発していました。

伸びてきた言語能力が実生活に生かされない：そのようなちぐはぐな面はありましたが、ことばの理解は全体としては進んできました。四歳四ヵ月では平仮名が読めるようになり、四歳六ヵ月では漢字が読めるようになりました。短い文だとそれが何を意味しているかわかるようにもなりました。しかし、そのように伸びてきた言語能力が、実生活で役に立つという方向には生かされてきません。電話帳を見て知らない人の電話番号をどんどん覚えていきます。会話ではおうむ返しが減り、一応の受け応えはできるし、不自然な表現も少なくはなってきましたが、他児とのかかわりはあまり好きではありません。水車小屋の絵を見て、〝水車がぐるぐる回る―大自然―ふるさと―文化財〟というような連想をして楽しむ方が好きでした。

普通学級入学後の不適応状態：このように言語能力は育ち、ことに単語の読み書きは年齢相応だったので、普通学級でもやれると期待したのですが、入学するとすぐに不適応状態に陥りました。友達がよってきてさわったり、干渉されるのがいやで、しばしばパニック様状態に陥りました。ちぐはぐなことばの使い分けがまたふえてきました。

二年生から障害児三人のクラスへ――個人指導的教育の成果がみられる：二年生からは両親の希望で障害児三人のクラスに替わりました。この子の個性に合わせた、より個人指導的教育がふえ、混乱も少なくなって、話しことばの面でもまた進歩がみられるようになってきました。

ここであげた二症例は、自閉症としては知的能力が高く、いわゆる軽症に属するものでしょう。それでも、ふつうの子どもの発達と比べると著しく異なっています。その本態が何かを考えてみようというのが本書のねらいなのですが、二歳までの発達が順調でなく、その空白がずっと尾をひいて、発達がゆがめられているということは、この二症例からもわかっていただけたと思います。

第2章　自閉症の症候学と診断

1　カナーが明らかにした自閉症の行動特徴

精神発達の様相がきわめて特異的で、他の疾患や症候群には見いだすことのできない一定の特徴をもっている一群の子どもたちが、一九四三年レオ・カナーというアメリカの学者によって、早期幼児自閉症として記述されました（以後、今日もういいならされた自閉症または自閉症児という用語を使うことにします）。

それまでも、このような子どもはたくさんいたに違いないのですが、その子どもたちのもつ特徴をまとめ、これまで記載されてきた障害児、精神薄弱児や小児精神病児とは違っていることをカナーは報告したのです。その後、多くの臨床家や研究者がこの疾病概念を吟味し、再検討してきましたが、カナーの記述は正しいことが確認されています。カナーは自閉症という子どもに起こる最も深刻な障害を見つけだしたのみでなく、臨床的な記述という方法を、児童精神医学の分野に導入し、子どもたちの理解を深めていく方法を確立したという意味でも、私たちにとって尊敬し、感謝しなくてはならない人といえます。

カナーの記述は正確で、今もって自閉症と呼ばれる子どもたちの病像を説明するのに十分なものです。カナーはまず一一名の子どもたちの行動特徴を、五つの面から浮き彫りにしようとしました。それを紹介すると次のようになります。

(1) 周囲からの極端な孤立

この子どもたちの周りの人々や周りの物とのかかわり方は、ふつうの子どもとはまったく異なっているのです。呼びかけ、あやしかけに対しても反応が乏しく、周りに生き生きした関心を向けようとしないのです。ただ自分だけの殻に閉じこもっているのを楽しんでいるような印象を周りの人々に与えるのです。抱き上げようとしても、抱かれようとする身のこなしもせず、まるで丸太をかかえているような感じを与える子どももいると報告されています。

(2) ことばの発達の特有なゆがみ

カナーが最初に報告した一一例の子どものうち八例は、やや遅れはしたものの単語は習得してきました。しかし、その使い分けが制限され、他人との会話のためにそのことばを話すことはできません。

優れた機械的記憶力と反響言語

機械的な記憶力は優れ、曜日、動物の名前、電話番号、歌のせりふなどはすらすらいえるようになっても、相手から問われることは意味がわからず、おうむ返しになってしまうのです（反響言語）。ただ、以前聞き覚えたせりふをずっと覚えていて、似たような状況でつぶやくことがあります。物を投げたくなったとき、〝バルコニーから物を捨ててはいけません〟といった子どもは、母から物を投げるとき注意されたことがあったからです（これは遅延性反響言語と呼ばれる）。

主客転倒

カナーの症例では、ＩとYouの使い分けが混乱していました。主客転倒という用語で説明されていますが、話しかける相手と話しかけられる自分の関係が、しっかり把握できないところから生じてきた現象とみなすことができるでしょう。

(3) 強迫的な同一性保持の傾向

物事の順序や配置のされ方へのこだわり

物事の順序や、周りの物の配置のされ方にこだわって、いつも同じようになされていないと気がすまないという傾向が、多くの子どもにみられます。自分の生活プログラムの手順、たとえば行動の順序とか自分の通る道順なども、ある決まったとおりに行おうとして、それが乱されると異常なかんしゃくを起こして荒れ狂ったようになるのです。引っ越しのときは家具の位置が変わるのでとても困ります。

自分と接する人へも要求

この同一性保持は、自分と接する人にも要求されます。カナーがパイプをくわえているとき最初に対面した子は、次回やってきたときも、カナーにパイプをくわえさせて安心したという有名なエピソードがあります。

⑷ ある物事への極端な興味・関心と巧みさ

対人的な関心は乏しいのに、ある物事にはとても興味を示し、執着します。さきに述べた同一性保持の傾向が、積極的にあることに向けられたとき、そのことについては、すばらしい技能をみせることさえあります。

特殊なマークや記号、汽車の時刻表、動植物図鑑に記載してあることを、正確に記憶したり、描写したりする子がいます。また、小さなひもをとても器用に振り回したり、皿回しをしたり、自分の身体を律動的に一定の順序で動かすという運動にふけって、恍惚となっている場合もあります。

⑸ 潜在的な知能

実際的な知能は低いレベルにとどまる子どもも多いのですが、すべての面で落ち込んでいるのではなく、潜在的にはかなりの認知力をもっているとみなされるのです。

知的で利発そうな顔貌をしていて、状況によって微妙な表情の変化をみせる子どもの多いことや、過去のことをよく記憶していたり、図形の組み合わせや、パズルや、記号の模写など動作性の課題がこなせることも、潜在性の知能を示す証左とみなされてきました。

カナーは周りとの情緒的な接触の障害をもち、そしてこのような行動特徴をそなえている子どもたちを、早期幼児自閉症と命名したのです。それは、それまで記載されていたどの障害児のグループとも異なるし、カナーの提唱したこの疾病概念に入ると思われる子どもたちが、実際少なくないことも明らかになってきました。

この時点で、自閉症の臨床と研究が始まったのです。なお、カナーでも、これが単一のはっきりした疾病とは明確化されていないので、一つの症候群として位置づけられていたと考えることができます。

2　しばらく続いた自閉症の概念の混乱

カナーの臨床的記述はとても優れたものであって、現代の自閉症児の病像にいくつかの変化があるにしても、症候学的に新たな修正をする必要はないと思われます。

しかし、カナーの提唱した概念の受け取り方が、その後臨床家や教育心理学者によって少しずつ異なってきたので、診断基準も疾病理解もまちまちになってきました。カナーの成し遂げた画期的な業績も、しばらくはそれに続く進展がみられないばかりか、困惑の時期さえあったのです。

五つの項目分けの招いた混乱

カナーは、自閉症の子どもたちの発達のあり方、行動様式のあり方、すなわち人格全体の特徴を、ほかにはみられないものとして注目したのですが、それをわかりやすくするために、具体的に五つの項目に分けて説明しました。それが結果的には、混乱を生じさせたともいえるのです。というのは、カナーが指摘した五つの項目にどの程度合致するかどうかで障害をもつ子を判断して、自閉症かどうかを決めるという作業がとられるようになったからです。逆は必ずしも真ならずといわれているように、このような方法での評価には、カナーがはじめ人格全体のあり方で診断をした自閉症とはかなり異なったものも含まれるようになってしまうのです。このような診断手順がとられたため、自閉症の範囲が広がっていきました。

基本的特徴に自閉という用語をあてたことの是非

次に、カナーがこれらの子どもたちの示す基本的特徴に自閉という用語を使ったことの是非が問われなくてはなりません。自閉というのは精神病理学的な専門用語で、それまでは統合失調症の思考障害のあり方、とくに現実から遊離して、自分自身の内界から生じる理念や認識が優位になっている状態を意味していました。

カナーは自閉症児にみられる他とのかかわりをもとうとしない子どもの存在のあり方に対して、この自閉という形容を用いたのですが、ひとたび病態全体について自閉症という命名がなされると、この子どもたちの行動特徴、たとえば他とのかかわりをもたないとか、引きこもり傾向があるとか、マイペース的であるといった部分的なことまで拡大解釈されてしまって、自閉症と呼ばれる子どもたちはふえてくる結果となってしまったのです。

治療教育への関心の高まりと診断基準統一への努力

一九六〇年代後半から、自閉症の治療教育への関心は、イギリス、アメリカ、ついでわが国で急速に高まってきたのですが、それには、まずばらばらになされている診断基準を統一して、同じ性質の障害をもっている子どもたちへの治療経験を交換し合おうということが認識されてきたのです。それはＷＨＯ（世界保健機構）によってなされる国際疾病分類における自閉症の定義に、その苦心の作業過程を見いだすことができます（二七頁以下参照）。

3　自閉症の定義と診断

自閉症の範囲をめぐって

どこからどこまでを自閉症と呼ぶかは、実際にはとても難しい問題です。自閉症と呼ばれる子どもの範囲が拡大されていくのがよいか、あるいは好ましくないかということには、いろいろの意見があるでしょう。しかし、どんどん広げていくと、自閉症とは、精神発達に障害をもつ子どもたちの総称にさえなってきます。

ある新しい疾病の提唱は、それまでとは異なった障害をもっている子どもたちのグループをまとめ、その子どもたちに共通する特徴や基本的欠陥を見つけ、その子どもたちの発達を促す手だてを考えることのためにあるのですから、自閉症も何かを基準にして、線引きをしなくてはならないでしょう。

カナーの疾病理解をモデルに疾病像を描く

とすると、やはりいくつかの批判されるべき側面はもっているものの、最初にカナーが述べた疾病理解にたち戻り、それをモデルとして疾病像を描くということが最も妥当ではないかと思うのです。四〇年たつと社会文化的価値観も、家族の形態も、生活様式も変わっています。当然、自閉症と呼ばれる子どもの行動特徴や症状にも変化が起こってきて、カナーが記載したものとそっくりそのままの子どもに出会うのはまれではないかと思います。また、はじめはかなり似かよっていても、子どもたちの状態がよい方向にどんどん変化していって、古典的病像に接することが難しくなったともいえるでしょう。

とはいっても、カナー以上に優れた記述は出現しなかったし、修正した疾病概念に頼ると、診断基準までが混乱してくることは、これまでに述べたとおりです。とすると、やはりカナーに戻って考え直そうということになります。

子どものもつ障害の全体像からみる必要

ただこのさい、いくつかの行動特徴があるかないかということではなく、これらをもっている子どもたちの障害の全体像ということから自閉症を定義し、診断することが必要です。

⑴ ＷＨＯの疾病理解

ＷＨＯが一九七八年にだした国際疾病分類九版（ＩＣＤ－９）の自閉症の定義は上記のような視点

からまとめ上げられています。

〝自閉症は生後まもなく、あるいは遅くとも三〇ヵ月までには出現している症候群です。聴覚刺激への反応が異常で、ときには視覚刺激への反応にも異常をみせ、ほとんどの例で、話しことばの理解ということに著しい障害がつきまといます。ことばは遅れ、発達してきたとしても反響言語や、代名詞の逆使用、未熟な文法構成、抽象語使用の困難という特徴がみられます。また、ふつう音声言語も、身ぶり言語も、それを社会的目的にかなった用い方をする能力に障害をもっています。

五歳以前には、社会的なかかわりの障害はとくに深刻であって、目と目が合わないし、親しみを向けてこないし、協同遊びをしようとしないなど、問題が起こってきます。

また、ふつう儀式的こだわり行為がみられ、日常の手順に異常に固執したり、変化に対して強く抵抗したり、奇妙なものに執着したり、同一的な遊びの繰り返しのパターンなどが指摘されます。

抽象的思考や象徴的思考、また想像遊びの能力も劣っています。全体的な知能のレベルでみると、重度の遅れに属するものから、正常、ないしそれ以上のものまでに分散しています。知能構造の内容をみると、象徴的能力や言語能力を要する知能より、動作性の知能の方が優れています。〟

誤解を避けるための長文の定義

このような長い散文によって定義されなければならないのが、自閉症ということになります。まどろっこしさを感じる方が多いでしょうが、誤解を避けるためには、この定義に従うよりほかにないのです。

この説明文から連想される行動特徴をそなえ、このような障害をもっているために、周りとの調和がどうしてもできないでいる子どもたちが自閉症なのです。

〝小児期に起源をもつ特殊な精神病〟の一つ

なお、WHOの疾病分類で自閉症はどこに入れられているかというと、〝小児期に起源をもつ特殊な精神病〟の中の一つにされています。第八版（一九七四年）までの分類では、大人の精神病といっしょにされていたのですが、今回の新しい分類基準では、小児期の精神病が独立して、一つの項目にまとめられるようになりました。

(2) ウイングのすすめる診断手順——診断作業上のチェックポイント

さて、実際目の前にいる発達に問題をもつ子どもについて自閉症かどうかを診断するのは、また難しいことです。

一回かぎりの面接から受けた全体的な印象だけではもちろんのこと、日常生活の特徴の記載によっても、本当の障害の姿をつかめないことが多いからです。

臨床家が診断していくさいは、子どもの行動を観察しながら、両親にこれまでのこと、日常のことをいろいろ聞きながら、検討していくという作業をとりますが、これだけはきちんと把握しなくてはならないポイントがあります。ウイングの指摘している方法が、筆者にはとても要を得ていると思われるのでここに紹介します（久保紘章訳を参考にした）。

1. 基本的障害

① ことばとコミュニケーションの障害：

a. 話しことば――

(1) ことばを理解するうえでの障害

(2) ことばの使用における異常：まったくことばを話さない（無言）、または話しはするが次のような異常がある。即刻の反響言語、遅延反響言語、反復的・ステレオタイプで融通性のない単語または句の使用、代名詞の使用における混乱、自発的（反響的ではなく）な話しことばの文法的な構成の未熟さ、自発的（反響的ではなく）な話しことばにみられる発達性感覚性失語のような異常

(3) 声の速さ、強さ、抑揚を加減できない

(4) 発音の問題

b. 話しことばではない非言語性のコミュニケーション――

(1) ジェスチャー（身振り）、ものまね、表情、身体の姿態、声の抑揚などで伝えられてくる情報を理解できにくい。

(2) ジェスチャー（身振り）、ものまね、表情、身体の姿態、声の抑揚を使って情報を伝えることができない。

② 感覚の体験における異常な反応（無頓着、極度の嫌悪、過度の熱中など）：

(1) 音に対する異常な反応

(2) 視覚刺激に対する異常な反応
(3) 痛みとか寒さに対する異常な反応
(4) 触れられることに対する異常な反応
(5) 感覚に対する〝矛盾した〟反応
③ものを見るときの異常：
(1) 目が向けられている方向と違うところを見る（periferal）傾向
(2) 人や物を見るとき、じっと見つめるよりも、ほんの一瞬だけちらっと見る傾向
④運動の模倣の障害：
(1) 他人のする動作をそのまま模倣することが難しい
(2) 左右、上下、前後を混同する
⑤運動のコントロールの障害：
(1) 飛び跳ねる、四肢をばたつかせる、体をゆする、しかめつらをする
(2) 歩くとき両手をうまく合わせて振ることができず、また跳ねるようにつま先で立って歩く。起立時の姿勢も奇異で、前かがみになる。
(3) 自発的な大きな動作、あるいはかなり技術を要する繊細な運動が、ある子どもではぎこちないが、他の子どもでは上手に機敏にできる場合もある。
⑥身体的発達、自律的機能、前庭コントロールにおける異常：
(1) 不規則な睡眠。鎮静剤の効果があまりない

(2) 多量の流動食（食物）の摂食など不規則な飲食のパターン
(3) ぐるぐる回っても目が回らない（前庭神経核のコントロールにおける異常）
(4) 顔つきが幼くて、顔面の左右が非対称

2. 特別な能力

(1) ことばを必要としない技能、たとえば音楽、計算、機械とか電気器具の分解と組み立て、はめ絵、（プラモデルなどの）おもちゃの組み立てなど
(2) 異常なまでの記憶、とくに最初に知覚したものを完全なかたちでながい間とどめておく能力

3. 二次的行動障害

(1) 他人、とくに他の子どもからの明白な孤立、無関心
(2) 変化に対する極端な抵抗と、物とか決まりきった手順への執着、またはある事への反復的な異様な興味
(3) 不適切な情緒的反応
(4) 想像力の欠如
a. 想像的遊びあるいは創造的活動ができない
b. 全体の場面の意味を受け止めないで、人とか物などのささいな部分に注意を払う傾向がある
c. 反復的活動、常同的運動、自傷行為などに夢中になる

(5)　社会的に未成熟で、はた迷惑な行動がみられる

以上のことは、ウイングが診断作業を行うさいにぜひチェックしておくべきポイントとして指摘した項目です。これらがあるかないか、またどのような形で存在するかを検討していると、その子どもが自閉的といえるかどうかはっきりしてくるはずです。

4　発達に伴っての臨床像の変化

これまで述べてきた自閉症の特徴が、そのままの姿でいつまでも続くのではありません。すっかり自閉性が改善され、ほとんど目立たなくなる子どもはきわめてまれにしても、程度の差はあっても皆がよい方向に変わってきます。

とくに対人関係や社会性の面では、五歳を過ぎるころから様相が変わってきます。とりつくしまがなく、まったくかかわりがとれないという子どもは少なくなってきます。いわゆる自閉性は影をひそめ、目立たなくなってきます。

ことばの障害や知能面の発達は、対人関係や社会性の発達に比べるとやはり遅々としており、障害が尾をひく場合が多いといわれています。しかし、それでも多くの子どもによい変化が起こってきます。

(1) 対人関係や社会性の変化

母親に対して

まず、母親に甘えに似た感情が向けられ、母親との心理的な結びつきがより強くなってきたという印象を受けます。母子の触れ合いをみても、ごく自然な反応がみられることが多くなりますが、母親自身も自分に向けてくる子どもの気持に以前と違うものがあることを感じると述べています。母親の指示がわかり、家庭での日常の生活が決まったルールに従ってやれるようになります。

友達や他人に対して

模倣行為の増加と適応行動の変化：友達や他人（たとえば治療のときのトレーナー）への関心も強くなって、ぎこちないながらも模倣行為がふえてきます。視線が合わないという子どもは少なくなって、二～三秒、あるいはそれ以上視線が合うようになり、笑みを返してくることさえみられるようになります。みようみまねで他児のやることに従い、幼稚園や学校での適応行動も変わってきます。席をたつとか、教室から勝手に出るとかいうことが少なくなって、一時間席に坐っていられる子どももふえてきます。

気にくわないとき大声をあげるとか、自分の頭をかきむしるなどの自傷行為を起こす子どもも目立たなくなってきます。手をひらひらさせるとか、体を奇妙にゆり動かすなどの常同行為も年長になるにしたがって少なくなってきます。

特定の友達への関心と状況の理解：はじめは、相手がだれであってもかまわず同じ反応を示していたのに、特定の友達に他の子どもにはない気持を向けるようになります。その子が遊びにくると喜ぶし、また、簡単なごっこ遊びをすることさえできます。周りに無関心で、ただマイペースにふるまっていた子どもたちも、自分のおかれる状況を理解できるようになり、周りと調子を合わせることができるようになってくるのです。

変化にみられる個人差と発達ペースの波

しかし、このような変化も、すべての子どもに順調に進行するというわけにはいきません。個人差もあるし、また同じ子どもでも発達のペースに波があります。ある状況では、とてもよい反応をしたのに、時や場所がちょっと変わると、まるっきり逆の反応が現れたりします。子どもなりに意味づけをしているのでしょうか。その理由を明らかにするのは困難です。

周囲の人々の受容的態度が必要

また周りの人が子どもの気持を理解しようとし、調子を合わそうとするかぎりでは、周りとのかかわりが維持できるのですが、子どもの方から周りの人の気持を察し、適切な態度がとれるところまではなかなか進展しません。ふつう私たちが社会生活を営んでいくうえでは、いっしょに生活している人がお互いの気持をくんで、いたわり合って、また妥協し合って、どうにかうまくいくという場合が少なくありません。しかし、自閉症の子どもたち自身に、そのレベルまでの成長を期待するのは酷な気がします。
とすると、周りの人が、この子どもたちのもつハンディキャップを理解してやって、受容的な態度をとることが、この子どもたちの社会適応を高めていくうえで必要なことと思われます。これは、障害をもつ人々の社会の中での生活を助けていこう、伸ばしていこうとする願いからは最も基本的なことですが、実際はいろいろの理由から正しく理解され、実行されてはきませんでした。この問題についてはあとでも触れることにします。

(2) ことばの発達について

1．臨床的な所見

おうむ返しの段階

記号としての言語は獲得できても、対人交流のうえで価値をもつ言語が伸びてこないのが自閉症児の特徴だといわれてきました。

聞き覚えた音声の記憶はよいので、単語レベルでは発語がふえてきますが、話しかけられることばの理解が困難で反応できず、おうむ返しの段階がながく続きます。

〝どうしたの〟――〝どうしたの〟

〝何か欲しいの〟――〝何か欲しいの〟

〝はっきりいって〟――〝はっきりいって〟

というぐあいに、何を聞いてもそれをただ復唱するだけという子どももいます。また、ラジオやテレビのコマーシャルのせりふを、かなり長いものまで正確に記銘できている子どももいます。もちろん意味はわからないのですが、ひとりでぶつぶつしゃべり続けます。

主客転倒の言語活動

しかし、このような音声的刺激への機械的な反応といえるものでも、それに対してかかわりを続けていると、相手へ意志を伝えようとすることば（まだ構造的には未熟なものですが）に変わってきます。ジュースが欲しいときに、〝ジュース飲まない〟といって要求しますし、けがをして血を流した子が〝どうしたの、どこが痛いの〟と手当てをしてかまってくれといってきます。それは以前、〝ジュース飲まない〟といって母親がジュースをくれた場面や、けがをしたとき〝どうしたの、どこが痛いの〟といたわってもらった状況を思い出して、結びつけようと努力しているのです。

相手のいうべきことと、自分のいうべきことが逆になっていますが、それでもある音声が自分と相手の間のある行為を意味するということは理解できたのです。自閉症児はこのレベルの言語活動がややながく続きます。デパートで母を見失ったとき、〝アキラ、アキラ〟と大声で自分の名前を呼んで母を探そうとします。いたずらをして母に見つかると、〝ごめんなさいといいなさい。わかりましたか〟と、いつも母にしかられるせりふをそのまましゃべります。

ことばの使い分けの理解

これは、ただことばの意味理解の障害というより、まだ自分と他人との関係が実感として把握できていないことと関係がある誤りなので、母親とのかかわりがより進むにつれ、だんだんとこのような主客転倒の形での遅延性反響言語は少なくなってきます。食事を始めるとき〝いただきます〟という代わりに〝めしあがれ〟といっていた子どもが、うさぎに餌をやるときに〝めしあがれ〟〝おいしい〟ということばを使いました。ことばの使い分けがわかり始めてきたのです。

文字言語に関して

自閉症児の中には、かな文字や漢字を教えもしないのに、いつのまにか覚えてくる子どもがいます。意味の理解はともかく、ただ読むのはスムーズになるという子どももいます。文字言語を利用して、句や文の理解が進むこともあります。これは、私たちが外国語を学ぶような方法で母国語を覚えているような印象を与えます。

あいまいな質問への予想のつかない反応

ちょっとした会話が可能になった子どもでも、きまりきった表現やいい回しだとちゃんと答えてくれるが、いつもと変わった尋ね方をしたり、質問があいまいだと予想のつかない反応をみせることもあります。

四年生のある子が筆者に〝先生こんにちは〟とあいさつします。筆者の名前を呼ばそうとして〝私はダレ先生?〟と尋ねます。すると〝ダレ先生こんにちは〟といい直しました。

小学校にはいって急に話しことばが伸びた子どもがいました。その子が二年生になったとき、〝今度の先生はなんていったかね〞と聞くと、〝よく勉強しなさいといいました〞と答えます。この場合、ふつう先生の名前を聞かれたと思うでしょうが、この子にこう答えられてみると、なるほどという気がします。意地悪く〝桃から生まれた男の強い赤ちゃんは何ていったね〞と聞くと、〝おぎゃーといいました〞と返ってきました。

象徴性獲得に結びつかないことば

自閉症の子どもたちもだんだんとことばを身につけてくるのですが、やはり記号的な把握の方が優先し、それがそのまま象徴性獲得に結びついていかないのです。これまであげたおかしな問答も、内的言語感覚が乏しいために起こった言語習得過程での特異な現象といえましょう。

2．イリノイ式言語心理能力検査（Illinois Test of Psycholinguistic Ability ——ＩＴＰＡ）の明らかにした知見

カークの言語発達理論に基づいたテスト

ＩＴＰＡとは子どもの言語障害像を把握するのに欠かせないテストです。アメリカのカークという言語心理学者が、その言語発達理論に基づいてつくり上げたテストで、三木安正らによって日本版が訳出されています。自閉症児のもつ言語障害の性質、さらには言語発達の特徴も、このＩＴＰＡによってかなり明らかになってきます。

まずこのテストについて、簡単に説明しておきます。

ITPAの構成モデル

図1はカークによるITPAの構成モデルです。ことばには耳から入ってくることば（聞くことば）と目から入ってくることば（文字や絵）があります。それぞれまず刺激が受け止められ、理解され（受容過程）、その意味が連想され理解が深まり（連合過程）、そして相手に自分の側の意志や感情を伝える（表現過

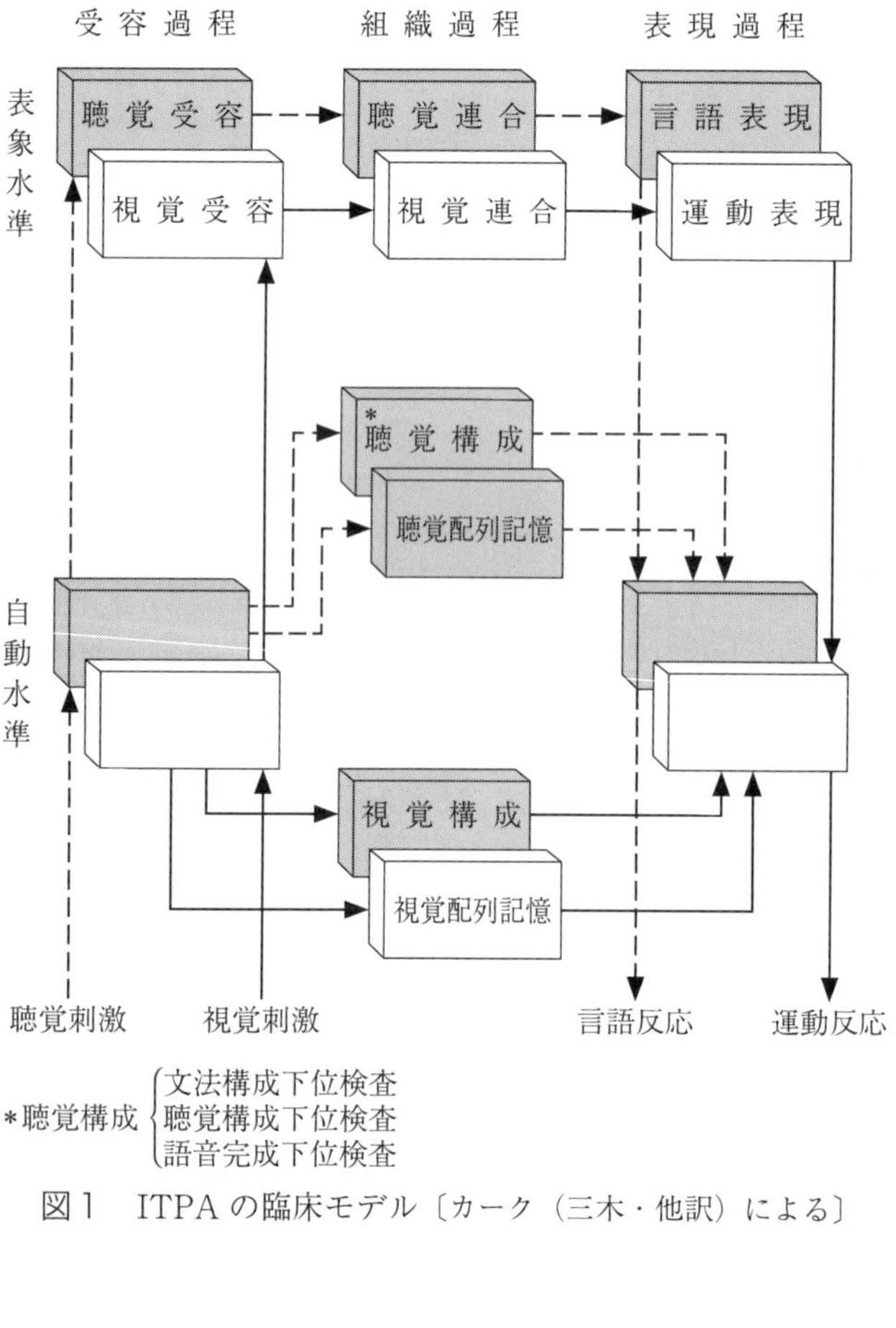

*聴覚構成 { 文法構成下位検査 / 聴覚構成下位検査 / 語音完成下位検査

図1　ITPAの臨床モデル〔カーク（三木・他訳）による〕

程)、という三つの段階が必要です。

表象水準と自動水準

ことばの意味がわかり、伝えるという言語活動が、意識して、意図して行われるとき、表象水準での言語活動と呼ばれますが、それを支える無意識的な、自動的な活動も必要です。後者が自動水準と呼ばれます。

ＩＴＰＡの各テスト項目は、このような言語理論にそって、子どもに適した問題をとり上げ、それぞれの能力を測定できるように選ばれています。その中で自閉症を考えるうえで重要な四つの項目について説明します

自閉症を考えるうえで重要な項目

①ことばの理解(表象水準の聴覚刺激の受容過程をみる問題):四つの絵(プールで水泳している・学校での体重測定・公園でブランコにのっている・バスが止まっている)を提示し、〝とびこむ〟〝みずぎ〟〝すいえい〟〝しぶき〟という言語指示に応じて、どの程度絵を指せるかを試すものです。

②ことばの類推(聴覚刺激の連合過程):〝リンゴは赤い。バナナは?〟と問い、〝黄色い〟という答を引き出そうとする性質の問題です。〝おなかは前。背中は?〟〝悲しいと泣く。おかしいと?〟〝人には空気。魚には?〟〝テープレコーダーにテープ。カメラには?〟などがあります。

③絵の理解(視覚刺激の受容性をみる):人形の絵を見せます。次に、人形、かばん、りんご、かけ

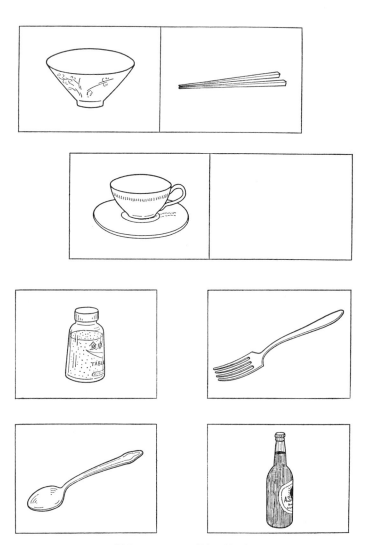

図２　ITPA の“絵の種類”

っこの四つをかいた絵を見せ、どれが同じか指さして答えさせようとするものです。畑で働いている人の絵を見せ、いろいろな仕事場で働いている四つの絵の中から、同じものを当てさせようとする問題などから構成されています。

④絵の類推（視覚刺激の連合過程）：図2に示したとおり、上段の二つの絵にある関連性を察知し、同じ関連性をもつものを、下のページの四つの絵の中から探すものです。

項目によるばらつきがみられる

自閉症児の全体的な言語学習年齢はやはり低く、生活年齢に対する言語発達指数は、七〇％のものが七〇以下に属します。しかし、どの項目も一様に低いというのではなく、ばらつきを示しています。

ほとんどすべての子どもが、ことばの理解、絵の理解は比較的よくても、ことばの類推や絵の類推はさっぱりなのです。聴覚系と視覚系の比較では、同じ程度のもの、聴覚系のよいもの、視覚系がよいものとほぼ三分されます。自動水準と表象水準とを比べると、すべての子どもで前者がよい結果を示します。

ことばの伸びにも偏りがある

ある一定期間をおいて検査すると、ことばの伸びが起こっていることが経験されます。筆者は、五～七歳の一四例の子どもを一年おいて検査したことがありますが、一三例の子どもで言語発達で一歳以上の伸びを示していました。しかし、その伸び方にも偏りがあり、受容も連合も伸びたのは四例（二九％）にすぎず、受容は伸びたけれど、連合はほとんど変化なしという子どもが九例（六四％）を示しました。

典型的な変化パターンを示した症例

ＩＴＰＡで典型的な変化のパターンを示すと思われるケースを図３に示します。この子どもは早くから単語の習得はあり、状況に関係なく、コマーシャルで聞き覚えたせりふをしゃべって楽しんでいましたが、周りからの問いかけ、話しかけの反応はまったくといっていいほどない子でした。それが五歳過ぎから、断片的ながらことばでのかかわりをみせるようになってきました。

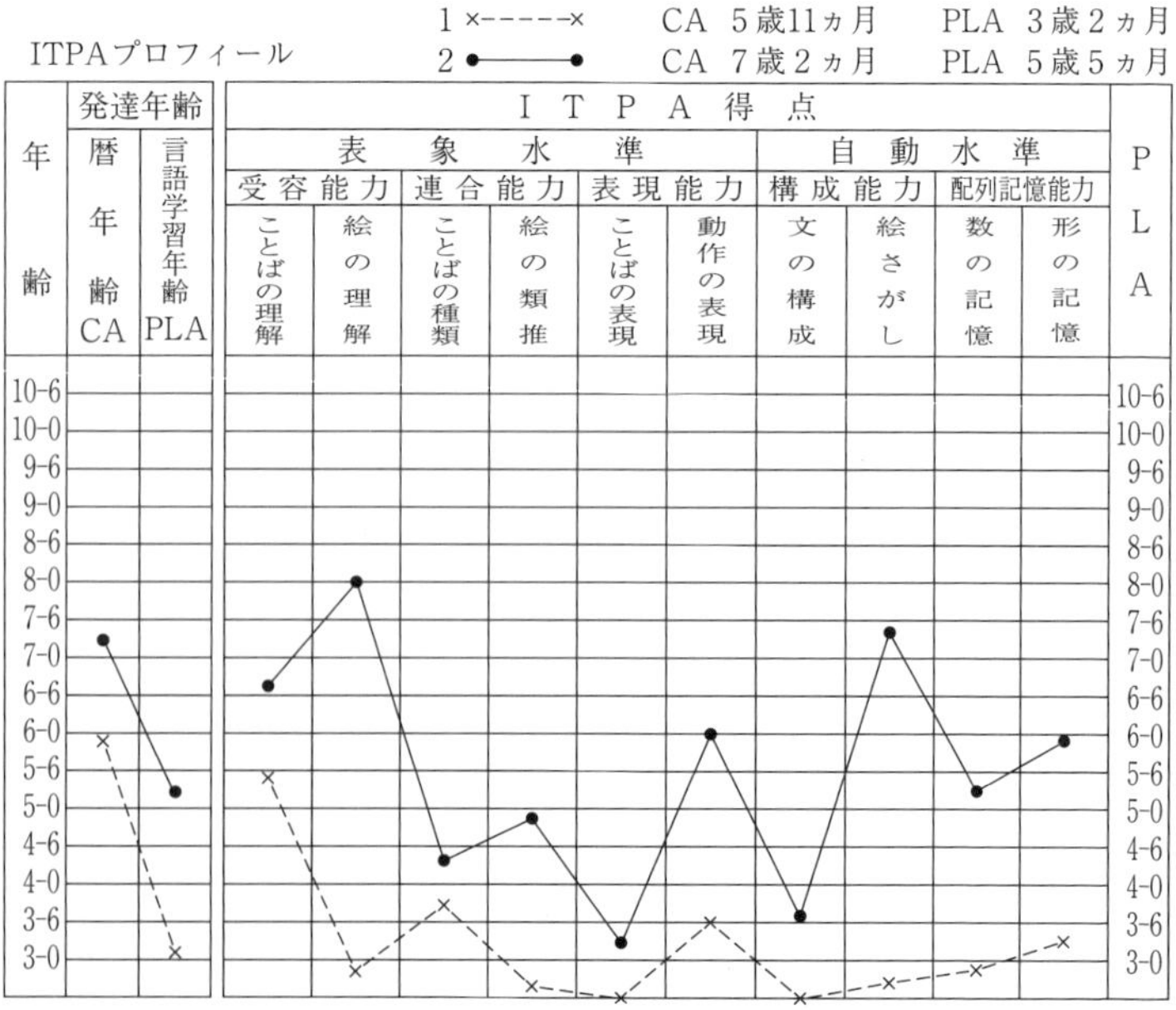

図３　症例N・K　男児

この子どもの五歳一一ヵ月時のプロフィールを点線で、七歳二ヵ月時のプロフィールを実線で示しました。この一年三ヵ月の間に、言語学習年齢は、二歳三ヵ月伸びています。確かに、文字に興味をもち、読み書きがある程度できるようになってきたし、相手への話しかけもふえてきました。プロフィールでみると、絵の理解は急速に伸び、自動水準でも変化が起こってきています。しかし、ことばの類推にはほとんど変化をみせていないのです。

確かにこの期間、この子の語彙は豊富になったし、発話もふえました。しかし、〝村田先生、おへそはいくつありますか。一つですね〟〝村田先生、ウンコをしますか。いつしますか。朝ですか、夜ですか〟など自分のペースで、ただ思いつくことを常同的に質問してくるという形式のものでした。相手の話しかけを理解し、それに応じることはまだ苦手でした。ＩＴＰＡのことばの類推が伸びてくる内的な変化、一つのことばのもつ意味を、皆が考えるような様式で把握し、連想を進めていくという能力は、まだ育ってきていなかったのでしょう。

連合能力の発達の遅れ

臨床的な観察でも、自閉症児が単語レベルではどんどん伸びを示しても、文や句の理解の困難さはかなり続くこと、また、発話はふえてきても、ちぐはぐな応答がみられることなどが明らかにされています。ＩＴＰＡのモデルによると、連合能力の発達が遅れているためと考えざるをえません。

3. 知能の発達

はじめ、自閉症児は潜在的にはよい認知能力をもっているとみなされていました。しかし、実際には思うような知的能力の発達が伴ってこないことが明らかになってきました。知能とは、これまでの体験をもととして、新しい課題を解決していく能力を指しているのですから、対人関係やことばの発達がスムーズにいかないので、知能が伸びないのもやむをえないことでしょう。しかし、その障害がどの程度なのかについては、いろいろの意見があります。

WISCによる知能テスト――言語性検査と動作性検査

知能を客観的に測定し、数値で表そうとするのが知能テストです。それぞれの年齢の標準(平均)に比して、現在どの程度の知的能力があるかを百分率で表したのが、知能指数と呼ばれるものです。その知能テストの中では、WISCと呼ばれるテストが優れていて、自閉症児の知能構造や発達に伴っての変化をみるのに役立っています。WISCは言語性の検査と動作性の検査から成り、それぞれの指数もでるようになっています。

知能検査成績――外国とわが国の差異

外国の自閉症児の知能検査成績とわが国のそれとの間には、かなりの差があるようです。自閉症児では、動作性の知能指数(PIQ)の方が言語性の知能指数(VIQ)よりよいということは、外国でもわが国でも共通した現象ですが、外国では高い数値を示すPIQでさえも、六〇~七〇%の子どもが精神遅滞に属する七〇以下であったという報告がなされています。

しかし、わが国の太田、名和、そして筆者の報告では、逆に六〇～七〇％がＰＩＱは七〇以上に達していることを明らかにしています。ＶＩＱも三〇～四〇％が七〇以上の能力をもっていることが報告されています。外国とわが国の差異については、いろいろの理由づけが考えられますが、わが国の報告は積極的に治療教育をしている子どもたちを検査したものなので、働きかけや生活環境がよいための進歩であると考えたいのです。

ＷＩＳＣにみられる自閉症児の特徴――知能構造のアンバランス

ＷＩＳＣの結果を分析してみると、自閉症児の知能構造には著しいアンバランスがあることがわかります。言語性検査、動作性検査ともに六つの項目から形成されています。筆者らと太田、名和の結果を表1に示します。対象のとり方によって平均点自体には差異がありますが、各調査とも、言語性検査でよいのは〝数唱問題〟、動作性検査でよいのは〝積木模様〟〝組み合わせ問題〟であることは共通しています。また逆に悪いのは、言語性検査では〝一般的理解〟、動作性検査では〝絵画配列〟です。これは、ＩＴＰＡで明らかになった性質の障害が反映されたものとみなすことができます。

結果のよい問題：〝数唱問題〟は、三～八けたの数の復唱と逆唱です。機械的記銘力があればできる問題です。〝積木模様〟とは、各面が赤、白、あるいは赤白から成る積木を、提示された図形どおりに構成させていくものです。〝組み合わせ問題〟は、ばらばらに区分された自動車や象の絵を元どおりの図形に組み合わせていくものです。いずれも表象能力はさほど必要としない問題です。これらは

表1　WISCの下位項目評価点

		村田ら（1974年）N＝10	太田ら（1978年）N＝19	名　和（1979年）N＝13
言語性検査	一般的知識	6.8（3.45）	2.00（2.71）	7.4（4.13）
	一般的理解	2.8（2.12）	1.50（1.75）	3.8（3.09）
	算数問題	6.3（4.45）	2.32（3.46）	6.6（3.98）
	類似問題	6.4（3.80）	3.67（1.64）	5.9（3.94）
	単　語	6.6（1.47）	3.38（1.20）	7.5（3.67）
	数唱問題	10.6（4.19）	6.12（4.39）	9.8（9.94）
動作性検査	絵画完成	7.0（3.57）	4.95（3.35）	9.6（5.75）
	絵画配列	4.1（1.19）	4.80（2.91）	7.0（9.23）
	積木模様	10.4（4.29）	9.80（3.96）	11.7（3.89）
	組み合わせ問題	10.1（3.78）	8.30（3.73）	11.9（5.18）
	符号問題	8.5（4.67）	5.95（3.53）	9.4（3.83）
	迷路問題	9.0（4.29）	3.75（4.02）	8.7（4.95）

（　）内は標準偏差値

年齢相応にできる子どもが多いのです。

苦手な問題：自閉症児が極端に苦手であった〝一般的理解〟とは、〝友達のボールをなくしたときは？〟〝お金を現金でもっているより貯金した方がよいのは？〟の質問に答える問題です。対人関係の場、社会的状況の中でいかなる行動をとるかが問題とされるわけなので、それらの経験に乏しい自閉症児では、質問の意味を思い浮かべることさえ困難なのです。

絵画の配列の問題の一例は図4に示したとおりです。時間的継起によって起こる現象を、時間的因果関係に基づき、その順序を考えなければなりません。また、自分と他人との関係、この社会でとる行動様式のあり方を問われています。それらを考える能力が、まだこの子どもたちには育っていないとみなさざるをえません。

WISCにみられるこのような特徴は、自閉症のよい潜在的認知能力といわれたものは、周

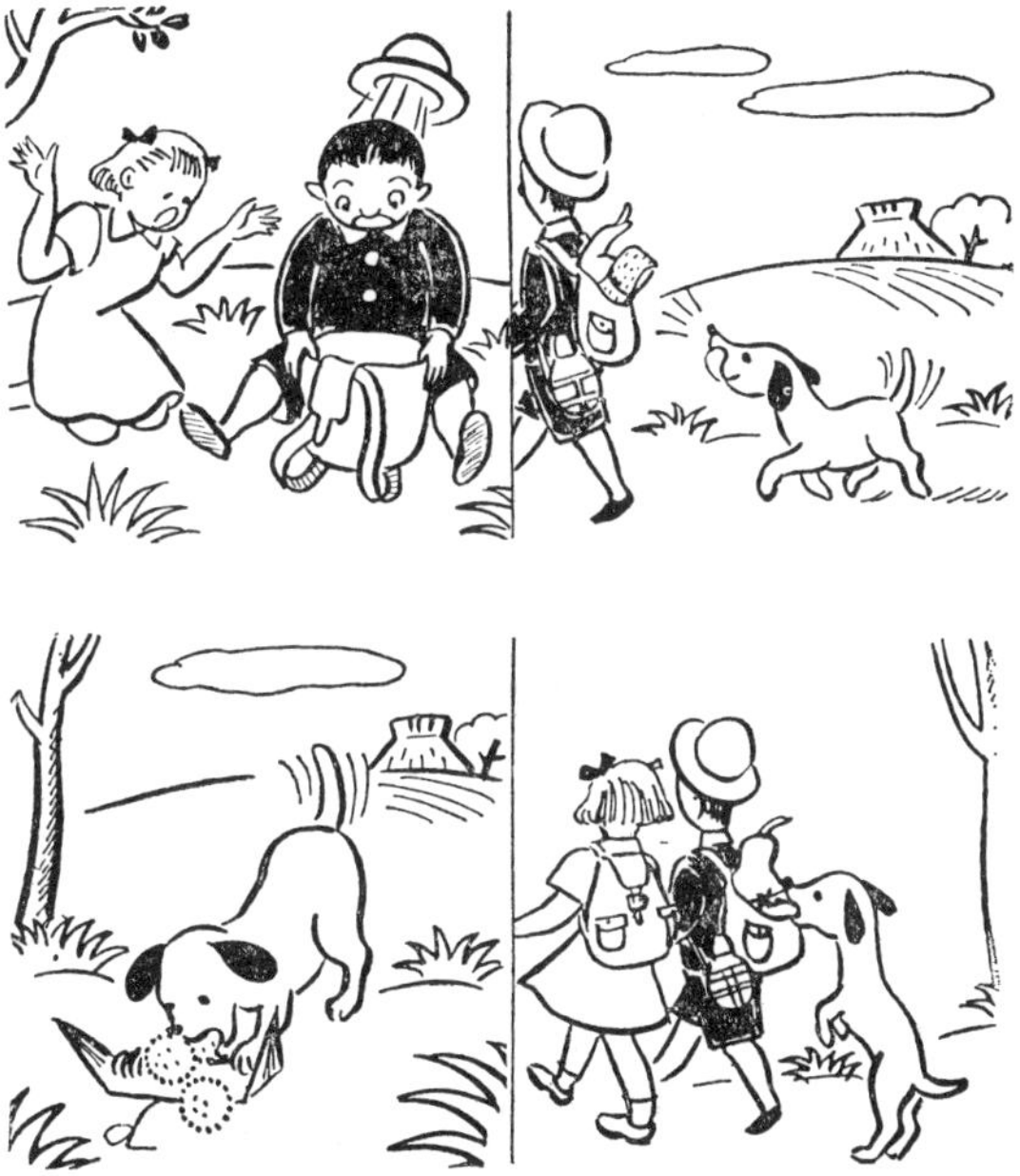

図４　WISC の絵画配列テスト

りの事象の機械的記銘や視空間構成能力であって、それらは育ってきていても、自分の体験をイメージとして把握し、自分と外界とのかかわりがいかにあるべきか応用する能力は、まだ欠如していることを物語っています。

知的能力の発達のスピードの遅れ

自閉症児も、毎日の生活を通してその知的能力も伸びてきます。ただ、そのスピードがふつうの子どものようにはいかないのです。知能指数でみても、少しずつ下がってくるか、横ばいのものがほとんどです。というのは、知能指数とは、その生活年齢に対しての知的能力の比を指すのですから、一年たつごとにこの子どもなりには伸びてきても、ふつうの子どもの一年間の伸びと比べると、やはり遅れてしまうのです。

知能構造の特徴の不変性

しかし、なかにはよい方向の変化が著しく、知能指数自体がかなり伸びてくる子どももいます。しかしその場合でも、はじめにみられた知能構造の特徴は、ほぼそのままの形で続いていくのです。

図5は、小学四年生になっているH・A君（一二頁の症例）のWISCのプロフィールです。六歳一〇ヵ月時のものを点線で、九歳三ヵ月時のものを実線で示しています。この期間、ことばの面でも、学習能力の面でも、ずいぶん変化したし、また友達とのかかわりも少しずつ可能になるなど、社会性も芽生えてきたように思われた子どもです。WISCでも全体的なIQは

●------● 6歳10ヵ月時　VIQ 84,　PIQ 96,　TIQ 89
●――――● 9歳3ヵ月時　VIQ 104,　PIQ 104,　TIQ 105

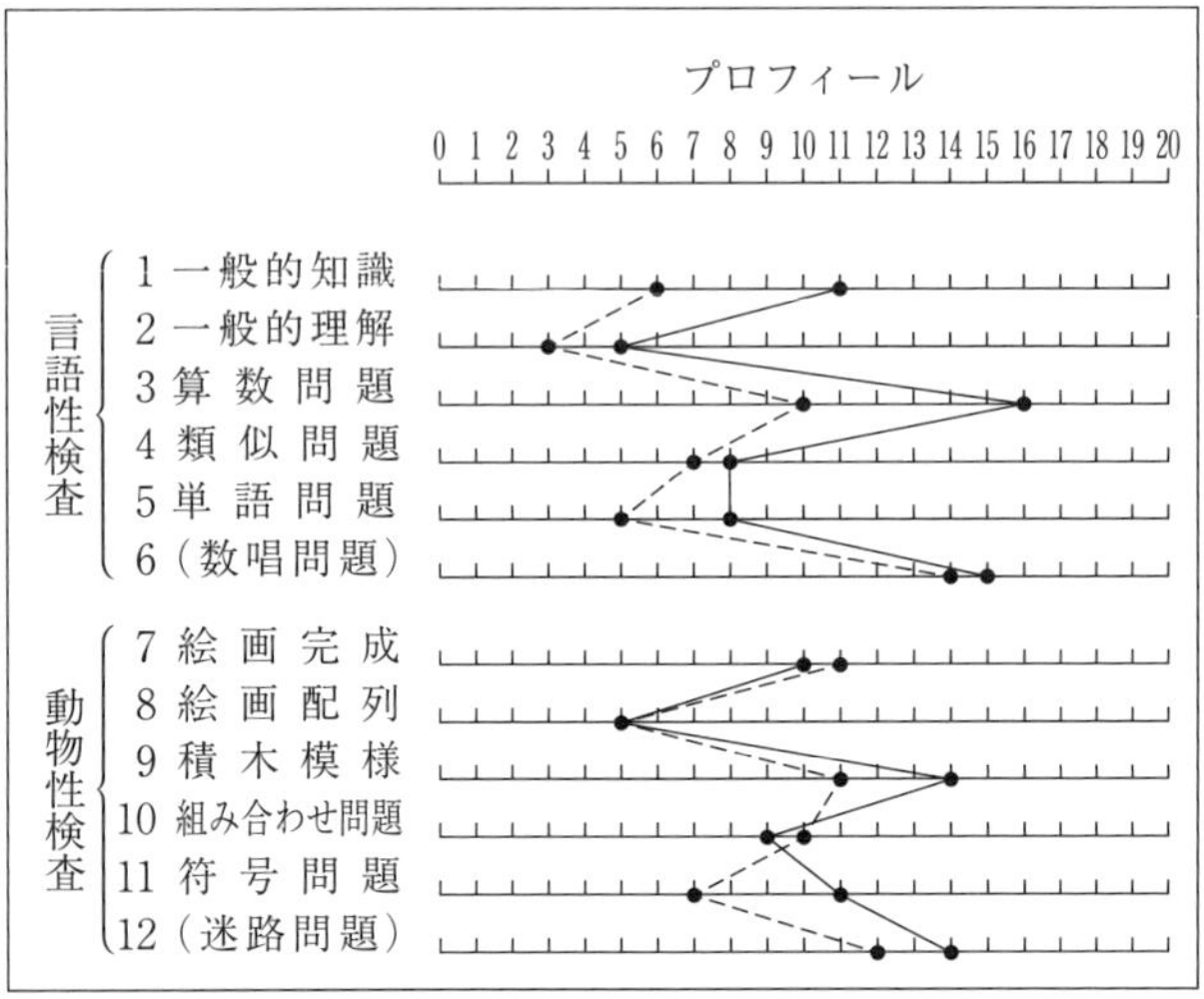

図5　症例H・A　男児

八九から一〇五に伸びてきているのですが、そのプロフィールをみると、基本的なパターンには変化がないのです。

自閉症児も一年、一年と伸びてくるし、変わってきます。しかし、この子たちにつきまとっている基本的障害は、それほどたやすく改善されないのです。その基本的障害は何か、どうすればそれを乗り越えて発達を進めることができるか、次章からもう少し突っ込んで説明したいと思います。

第3章　自閉症の疫学と予後

1　出現率について

一〇〇〇〇人に対して四～五人の自閉症児

どのくらいの比率で自閉症が出現するかは、どこまでを自閉症ととるかという診断基準によっても異なるのですが、これまでの内外の疫学調査から、一般人口一〇〇〇〇人に対して四～五人の自閉症児がいるとみてよいと思われます。

正確な出現率を見定める疫学調査：最も正確に出現率を見定めようとする疫学調査は、ある一定の地区に住む数十万人の子ども全員を対象にして調査を行い、そのうち何人が自閉症と呼ばざるをえない障害像をもっているかを明らかにする方法だと思われます。しかし、この方法はたいへんな困難を伴うので、それほど多くなされていません。最も有名なのは、イギリスのロッターがミドルセックス地区で一九六四年に行った疫学調査です。八～一〇歳の四八〇〇〇人の子どものうち、中核的な自閉症といえるものが一五人、中核的とはいえないが自閉傾向のものが一七人見いだされました。中核群が一万人に対し二人、非中核群が一万人に対し二・二人ということになります。

およその出現率を推定する方法：ある年齢の人口数がはっきり分かっているある都市や県で、自閉症の子どもたちがどのくらいいるかということも、およその出現率を推定する方法となりえます。最近は、ことばの遅れや、適応上の問題を心配して、少なくとも就学時までには、各地の医療機関（保健所を含めて）や児童相談所を訪ねる場合がほとんどなので、各地の教育委員会も自閉症の子どもの受け入れ態勢を整えるために、どのくらい子どもたちがいるかを見当づけることができるようになってきました。それによっても、だいたい一般児童一〇〇〇〇人に対して四〜五人の自閉症児がいるといわれています。

2 性比について

男児が多い

男児が多いことは、各医療機関における受診児の男女比からも、またどの疫学調査からも明らかにされています。さきに述べたロッターはその疫学調査の結果、中核群は二・八：一、非中核群は二・四：一という報告をしています。ウイングが対象とした症例では、ことばをもつ自閉症群では三：一、ことばのない群では二・五：一の男女比が示されています。

わが国での報告は男児がもっと多いといえるようです。九州大学病院受診児を対象とした名和の報告では七・七：一の比率で、圧倒的に男児が多いことが示されています。筆者らは、毎夏、朝日新聞厚生事業団の主催での自閉症キャンプにたずさわっています。それには、自閉症と診断され、治療教育を受けている子どもたちが、新聞社の広告をみて参加申し込みをしてくるのですが、そこでも四：一の割合で男児が多いという傾向が毎年みられます。

男児に多い理由について

どうして男児の方が多いかということは、病因に関することでもあって、いろいろの意見がありますが、はっきりした結論はでていません。もっと大きな比率で男女比があるのなら、先天的な因子も考えられるのでしょうが、この程度の差だったら、それも積極的見解とはなしえません。最も妥当性があると思われる理由としては、乳児期において男児の方が身体的にも脆弱で、外因に対しての抵抗力が弱いということと関連があると考えます。

3　遺伝について

これは原因論とも関係してきますが、疫学の一環としてもとらえられるので、ここで述べることにします。

精神疾患の遺伝については、二つの方法によって追求されます。第一は経験的遺伝予後といって、ある病気になった人を発端者として、その人の因縁関係にある人に同じ病気がどのくらいでているかを調べ、集計して比率をみるという方法です。第二は双生児研究です。

経験的遺伝予後から

自閉症児の場合は、経験的遺伝予後という方法をとるさい同胞の出現率にたよるほかありません。自閉症の人が結婚して、子どもを生み育てるといった例が、今までのところ経験されていないからです。その同胞における出現率は二％といわれています。数値のうえでは一般人口における出現率をはるかに上回っているので、遺伝的な要因を考えたくなるものです。

しかし、自閉症児の自閉症でないきょうだいは、患児とはきわめて対照的に、あらゆる面で健康であり、似かよったところがまったくみられないのです。遺伝的な要素がからんでいるのなら、自閉症とまではいえないまでも、いっぷう変わった面もあってよいのでしょうが、その片鱗さえうかがえないことが多いのです。

きょうだいで自閉症になったという症例についても、一人には器質的な原因が考えられるものであったが、もう一人はそうでないものが多いという報告もあり、この同胞内発現率の高さも、すぐさま遺伝ということに結びつけられないのです。

双生児研究から

一卵性と二卵性における差異：双生児研究では、ホルスタインとラター（一九七七年）の貴重な報告があります。双生児のどちらも自閉症の場合を一致例、双生児の一人だけが自閉症である場合を不一致例と呼びます。彼らは双生児のうちどちらかが自閉症になっている症例を、一卵性双生児一一組、二卵性双生児一〇組について調べました。すると、一卵性双生児は四組（三六％）が一致例であったのに比べ、二卵性はすべて不一致例でした。しかも、一卵性双生児の不一致例でも七組のうち五組までが、自閉症でない方の子どもにも、ことばの遅れや知能の遅れが認められることがわかりました。一卵性と二卵性におけるこのような差異は、遺伝負因がかなりからんでいるのではと考えたくなるのです。

一卵性双生児の一致例の多い原因：しかし、一卵性双生児は胎内で同じ羊膜に包まれ、同じ羊水の中で育ってきていて、二卵生双生児と比べ外因の影響を両方がいっしょに受けるという可能性も強いのです。たとえば胎内で感染が起こると、双方がいっしょに罹患する確率が高いといえるでしょう。一卵性双生児の一致例の多いことを、このような原因に基づいているのではないかという視点からも、考え直してみる必要があるといわれています。

現在までの自閉症の遺伝研究は、遺伝という要因が無視できないことは明らかにしているのですが、それではどの程度に、どのような形式でということになると、まだわかっていないことの方が多いといわざるをえません。

4　家庭の社会・経済的特徴について

階層による有意差の有無

外国の疫学調査では、自閉症児の両親は他の精神発達の障害児の両親に比べ、教育程度が高く、知的なレベルも高く、社会的・経済的階層分けをすると、いわゆる中産階級に属する人が多いという報告がなされています。父親の職業をみると、専門技術職や管理事務職の場合が有意の差で多いというのです。

しかし、わが国の専門家には、この意見を支持している人はいないようです。筆者の経験からも、外国のそのような報告に接してとまどいを覚えるのです。社会・経済的あるいは社会・文化的な階層ということからしてよくわかりません。筆者の診ている自閉症児のお父さんの仕事をみても、じつにいろいろです。会社や役所で事務の仕事をしている方もあれば、自分で店をだしている人（すし屋、理髪店、文房具店、果物店など）、医師や弁護士、大工や左官、長距離トラックの運転手もいて、家族全員そろっての催し物や集まりもよくやるのですが、お父さん方からいろいろの分野の話を聞けて楽しいときを過ごしています。

住居にしても、アパートや団地住まいもいれば、社宅や公舎住まいもあり、また一軒屋をもっている人もいて、その比率も一般人のそれとほとんど差異はないように思われます。

両親の性格

外国の報告では両親の性格についてもいろいろのことが指摘されています。原因論にもからんでくるので次章でまた述べますが、一般にいわれていることは、知的には優れていても、社交性に乏しく、完全主義的なところをもっている人が多いというものです。とくに父親にその傾向が強いといわれています。

そのような記述を頭に入れて、筆者の知っている自閉症児の両親を思い浮かべても、そうあてはまる人がうかんできません。ただ、この子たちのお父さんの中に、誠実で一本気で、融通がきいて要領よく立ち回れるということが苦手なような、いわゆる職人気質な方が比較的多いような気がするということはいえるかもしれません。

5　自閉症児の予後について

(1) 予後研究の意味——症候群における重要性

臨床症状が似かよっていて、他の病気とは区別できることから、一つの症候群として規定されるような障害については、その性質を明らかにしていくために、予後像の検討に頼らなければなりません。基本的な病理との因果関係がはっきりしていない病気（正確にいうと症候群）では、予後研究がことのほか大切で、それによって疾病概念さえも修正されることがあるのです。

自閉症の場合も、この障害の性質の理解ということでも、この子どもたちにどういう治療教育や療育の手だてをすべきかを考えるためにも、この子たちがどんな経過をたどり、成人して大きくなったときはどのようになるかを、明らかにする必要があるのです。

(2) これまでの諸外国での予後研究

カナーの報告から

一九四三年にカナーが最初に報告した一一例の子どもたち（二〇頁以下参照）の二七年後の調査もあります。一一例のうち二例は消息不明で、一例が二四歳時に突然死亡しています。残りの八例のうち五例が病院や施設に入ったままです。社会で生活している三例のうち、一例はまだことばが出ていませんが、農場の雑用係や老人ホームの仕事をどうにか行っています。ほかの二名はかなり社会的適応ができ、一例は銀行の出納係として、一例は役所の技術者として、きちんと職場での自分の役割をこなした仕事を行っています。

カナーは一九五三年まで、自閉症と診断された九六例の子どもの二二～三三歳になったときの予後についても報告していますが、うち九例が仕事にもつけて、自立した社会生活を行っていることが示されています。しかし、よい社会適応ができているものでも、結婚ということになると、いろいろの問題があって、まだ結婚生活に成功したものはないということです。

予後が楽観できないことを示す研究結果

本来の目的にかなう予後研究は、多くの症例について、よい経過をたどった群とそうでない群の差が、何から生じたのかをいろいろの角度から検討し、疾病理解に役立てようとするものです。そういう線にそっての研究も、ドマイヤーら、ラターら、ギッテルマンら、ロッターらなどの学者によって進められてきました。この四者の研究結果はほぼ一致していて、いずれも自閉症の予後が楽観できない性質のものであることを示しています。これらの研究が教示してくれたものをまとめると、次のようになります。

① すべての面での改善が順調で、社会適応面でも問題がなく、自立した社会生活が可能になるものはきわめて少ないとみなされます。いろいろの問題を残しながらも、かなりよい発達を遂げてきて、どうにか社会生活が可能になっているものを含めても、一〇～二〇%にすぎず、約半数の人は、

いずれかの時点で入院や施設へ入所しなくてはならなくなっています。

②予後を規定する因子も、早期の治療教育や、環境的な問題よりも、もともとその子どもにそなわっていた生物学的素因に基づくと考えられます。すなわち、幼少時の知能レベル、言語能力、学業成績などが予後と強い関連をもつことが明らかにされています。大きくなると自閉症も知能レベルはやはり低いものが多く、約四分の三は精神遅滞の状態にとどまります。予後のよくない人たちの知能のレベルは当然低いのですが、それらの人たちはもともと低く、伸びてこなかったものとみなされます。

③自閉症の基本症状とみなされているものの中で、何が改善されやすく、何が変わらないかについても検討されています。それによると、対人関係や社会性はかなり変化し、目立たなくなるものが多いのに比し、言語面や知能の障害が改善されず、いつまでも残るという指摘がなされています。

(3) 予後研究からみた自閉症の疾病理解

生物学的ハンディキャップを重要視

上記の予後研究は、科学的で客観的な評価ということに乏しかった疾病理解を変えようとするもくろみに動機づけられていることは確かなので、予後についてやや厳しい評価がなされ、ことに予後を決める因子として生物学的ハンディキャップをきわめて重要視する結果となったことも否定できないように思います。

しかし、自閉症がこれまで考えられてきた以上に厳しい障害をもつものであり、その基盤には深刻な病理が潜んでいることは確かなことでしょう。

治療教育の条件も影響

自閉症の治療教育にあたっているものにとって、予後研究の明らかにした予後像は希望を失わせているような心配も起こります。事実をゆがめて解釈しようとは思いませんが、ただ、これまでの研究の対象となった子どもたちは、幼児期に十分な治療教育を受ける機会に乏しく、早くから家庭を離れて施設入所した子どもたちが多く含まれているのです。現在の自閉症児はもっと違った経過をたどってくれるに違いないと信じたいのです。

第４章　自閉症の基本的病態と原因

1　基本的病態ということについて

精神疾患の構造を理解するための方法論

精神疾患を理解していくには、最終的にはそれを生んだ原因（身体的・器質的な原因のこともあれば、心理的・環境的原因のこともある）を明らかにしようという試みがつねに必要ですが、すぐにそのような意味での原因を追求しようとしても、泥沼に入り込むだけで、疾患の性質がわからなくなってしまいます。

原因論に入る前に、まずさまざまな症状をもっているある精神疾患について、その基本的な病態は何かということを検討しなくてはなりません。込みいった病像の中心となっている症状は何か、そしてその症状の基盤にある障害、すなわちそれをつくりだしているものは何かということの検討です。身体疾患を理解するさいのアプローチと最も異なっている点ですが、このちがいがわかると、わかりにくいといわれている精神疾患の構造を、もっとはっきりと頭に描けるようになってくるはずです。

自閉症理解の方法

さて、自閉症理解の場合にこの方法論をあてはめてみると、何が欠けていたために、あるいは何が育たなかったために、あのような障害像がつくられてきたのかということの検討になります。それには、第1章で述べてきた子どもの精神発達の過程の理解が、ことのほか必要になってきます。自閉症の基本的な病態は何か、それはいつ始まったとみるべきか、そして、何が未発達だったからそれは起こってきたのかを発達を振り返りながら考えなければなりません。あるいは視点を変えて、私たちは何が欠けていたら自閉症の状態になれたであろう、ということを考えてみてもよいでしょう。

とはいっても、この方法も簡単なことではありません。それは、子どもの精神発達のメカニズムがまだ完全に明らかにされていないところがあるためと、自閉症の病態をどうとらえるのがよいのか意見が分かれるためです。しかし、支配的となっているいくつかの考え方があります。どれが最も妥当性があるのかいまだにさだかにできる段階ではありませんが、どの意見も自閉症を理解するうえで、かなりの示唆を与えてくれるということができましょう。

2　基本的病態をめぐっての諸見解

(1) 対人共感性の欠如を重要視する立場

自閉症が情緒的な対象関係がスムーズに育っていないこと、極端な場合には視線が合わない、あやしかけても反応しないし、まったく周りとの感情的触れ合いをもとうとしない子どもさえいることから、対人的共感性が欠けていることを、最も基本的な病態だと考えるのも当然なことでしょう。

対象関係が育たないのは早期母子関係に問題があったからだという心因説に、この見解をすぐ結びつけたことが多かったので、この情緒的接触ができにくいことを基本的病態としてとらえることへの反論もあるのですが、原因論はともかくとして、自閉症が対象関係の成立の困難に基づくという考えは、やはり避けて通ることはできません。

対象関係の発達過程における危機

第1章で述べてきたように、対象関係の発達の過程には、二つの大きな危機があります。すなわち、第一は三ヵ月前後に起こる母親との共同世界に入れるかどうかということ、第二は一歳半から二歳にかけて、母の姿をイメージとして思い浮かべ、母がいなくても安心していられるような安定感ができ上がっているかということです。前者の場合のように、母親からの働きかけに喜びを感じることができなくては、母親との間にさえ対象関係は育ってこず、ひとりだけの世界にとどまることになります。後者の場合だと、母との共生関係から離脱できないまま混乱が起こってしまい、おうおうにして引きこもり反応が起こるといわれています。

対象関係理論

アメリカのマーガレット・マーラーという女性の精神分析医が、このような視点からの対象関係理論をつくり上げようとしています。それによると、自閉症の発現機序も、三ヵ月ごろには芽生えてくる原初的対象関係がつくり上げられなかったものか、あるいは共生的関係に入れても、それからの分離・個別化に失敗した結果起こったのか、そのいずれかであろうと考えられます。

一歳以後における母子関係の変化の重視へ‥はじめは、自閉症の対象関係の病理は、母親を含めて周りの人々に対して対人的共感性をもちえないことにあり、三ヵ月の時点でもう発症していたであろうと考えられる場合が圧倒的に多いといわれていました。しかし、臨床的に自閉症の子どもの発達とくずれる様相を再検討してみると、一歳までの対人的共感性はふつうに育っていた、いや一歳半までもかかわりはあったと思われるのに、だんだんと母への感情が乏しくなって、対人的関心が失われてきたという場合が少なくないことが注目されるようになりました。現在では一歳以後の子どもの母子関係の変化ということも、基本的病態として重要視すべきだと指摘されています。

子ども側の内的感受性の異常も考慮

このように、自閉症は、対人的共感性が育ってこなかったのか、あるいは何らかの理由でだんだん失われていったことに基づくととらえると、その原因は母親や、子どもを取り巻く環境にあったのではと考えたくなってきます。これについてはあとでまた述べますが、対象関係の病理といっても、すべてを心因的なものに帰しているのではありません。先に紹介したマーラーでも、子どもの側の内的感受性の異常ということも考慮すべきだと述べています。

⑵ 知覚・運動系の統合の失敗に基づくという考え方

知覚の恒常性の障害から生ずる

オーニッツやリトボーなど主としてアメリカの学者によって提唱されている学説ですが、周りから入ってくる感覚をうまく調整し、それにかなった運動反応として送り出す統合機能が侵されているために、自閉症の病態は生じてきているというものです。知覚の恒常性の障害（Perceptual Inconstancy）ということばで呼ばれています。

感覚入力の調整機構の乱れ：子どもは周りから入ってくるいろいろな次元の感覚的刺激を、だんだんとまとまったものとして受け入れていき、それらの感覚入力を整理していくことから、外界をまとまったものとして知覚し、自分と外界との区別もついていくものと考えられます。もし、この感覚入力の調整機構が乱れてしまって、同一の感覚入力でも、あるときは過敏に感じられたり、あるときはまったく感じられなかったとしたら、あるいは、ある感覚には敏感に反応するのにある感覚には無反応だったりすることになったら、周りの人物や事物への態度もずいぶん変わったものになってきて、自分と周りとの区別がおぼろになってしまうのではないかと推測されます。

自閉症児にみられる特徴と関連して

自閉症児のみせる奇妙な姿勢や運動や周りへの反応をみていると、先の考えを裏づけているように思われてきます。手をひらひらさせたり、繰り返しわけもないのに指先をばらばらさせたり、前かがみになってつま先で歩いてみたり、ぐるぐる回ったり、目の前に掌をもっていって指間のすきまごしに遠くを見たり、両手で自分のほほをよくたたいたり、物の表面をなで回したり、ひもを何時間もぐるぐる回したりといった運動です。また、ある音にはひどくおびえて反応するのに、ある音には、ふつうなら両耳でおさえたくなるような大きな声であっても、まったく平静にしていて反応をみせないというのも、知覚・運動系の調整機構の障害ということで理解できそうです。

脳幹部の前庭神経核の機能不全に起因

オーニッツらは、この障害は、脳幹部の前庭神経核の機能不全によるものだと述べています。そこは外界から入ってくる感覚の入力を調整して、それに対する反応を統御しているところです。いろいろな実験によって前庭神経機能に問題があることも明らかにしていますが、それについてはあとで述べることにしましょう。

本理論の長所と問題点

この知覚・運動系の統合不全を基本的病態とみる考えに従うと、病像の理解もすっきりしてくるし、この病態を生んだ身体的レベルでの原因との関連づけということも可能になってくるし、理論としてよくまとまった、これまでになかった自閉症理解の方法論として高く評価されます。ただ、問題は、この理論にあてはまらない自閉症もまた多いということです。

(3) 特有な認知・言語障害という考え方

対人関係面との関連をめぐって

自閉症の中心症状として言語発達の障害は、対人的かかわりの困難と並んで古くから指摘され、注目されていたことです。どちらがより中心的な症状であるかも、議論の的となってきました。

対人的なかかわりの面では、長じるにしたがってよい変化が生じてくる子どもでも、言語面の障害はなかなか改善されないことも、言語障害を重要視する根拠となっています。また発達性（受容性）

失語と呼ばれる特殊な言語障害児が、はじめしばしば自閉症と区別できないことも、自閉症の基本的病態が対人関係の障害というよりは、むしろ言語の問題に起因するのではないかという考えをいだかせるのです。

より支配的な病態という主張：イギリスのラターらは、この言語障害説（厳格にいうと言語形成に関与する認知面も侵されているので、認知・言語障害説となる）が対人関係面の障害より、よりいっそう支配的な病態ではないかと主張するようになりました。確かに、ことばとそれを可能にする諸要因が障害されていると、対人関係の発展も阻害されるでしょうし、社会的適応行動にもちぐはぐな面が露呈されるでしょう。また、言語ということは具体的にとらえやすく、対人的かかわりの障害ということより、とっつきやすい性質のものです。

客観的把握への動向：この考えは自閉症理解が行き詰まっていた一九六〇年後半、ひじょうなユニークな見解として広く受け入れられるようになりました。中根が述べるように、神秘的だとされた自閉というベールを取りはずし、客観的に把握しようとする動向がでてきたのも、ラターらのこの説の提唱に影響されたためといえましょう。

自閉症は言語機能の分析検討のみからは明らかにできない

しかし、自閉症をことばの障害、すなわち発達性失語の特殊な病像として理解することにも無理があると思われるのです。縦断的にみると、言語構造の面でも自閉症には自閉症特異な障害が残るのです。となると、ことばはどうして生じてくるのかという問題にたち戻って検討しなくてはなりません。そのことは、人間の精神発達そのものを考え直すということになってしまいます。自閉症はある特定の機能（たとえそれが言語という重要なものであっても）の分析検討という作業のみでは、明らかにできない性質のものであることを教えてくれるのです。

(4) 学習能力障害という視点からのとらえ方

学習能力障害とは

学習能力障害（Learning Disability）とは、医学と教育との境界領域の分野でひんぱんに用いられる用語ですが、これは、学校生活に入って、それほど知能に障害があるとは思われないのに、読字、書字、計算、描画、協応動作などが著しく障害されていて、そのためしだいに学業についていけなくなることを指しています。

基盤に神経心理学的障害をもつ：これらの子どもは、ただやる気がないというのではなく、やはり基盤に神経心理学的意味での障害をもっていることが、いろいろの検査や心理テストを行っていると明らかになってくるのです。

自閉症を非言語性の学習障害とする考え方

ところで、自閉症もある特殊な学習能力の障害に基づくのではという考え方があります。前節で述べた言語障害も学習能力の障害といえますが、言語能力以外の学習障害、いわば非言語性の学習障害という視点からとらえた方がよいのではないかという意見があります。

それは対人関係の面でも、ことばの面でも、かなり改善されてきた子どもが、小学校中学年になると、学業のうえでどうしても行き詰まってしまうのも、そのことを支持しているように思われます。その子どもたちの学習障害がたんに言語理解に乏しいということだけでは理解できず、時間的前後関係や事物の因果関係を感覚的にさとり、全体の状況を直観的に判断するという能力の乏しさに起因すると考えられるからです。

非言語的学習能力の起源：さて、自閉症の幼児期に戻って、それらの非言語的学習能力の起源をさぐろうとすると、自閉症児がジェスチャーに乏しかったこと、身体運動模倣がなかったか、あるいはきわめて困難であったこと、込みいった運動が無器用で動作は大まかであったこと、その無器用さは身体運動のみでなく対人反応面にも及び、つねにマイペースの行動をとっていたなどの特徴が浮かび上がってきます。

身体図式形成能力の測定

第1章で、身体運動模倣が進むことによって身体的な自己感覚像が育ち、身体図式というものが形成されてきて、それを基盤として周りと自分の関係をとらえられるようになるし、またことばの基盤となる内言語的イメージ像もつくられるようになると述べました。とすると、自閉症はまだ自己像の把握がおぼろで、身体図式の形成不全が続いているとみなさざるをえないのです。

身体的自己像とか、身体図式の形成ということばは、抽象的でとらえにくいかもしれませんが、ごく簡単にいうと、この世界でふるまう自分というものが感覚的につかめて、意味をもってとらえられ

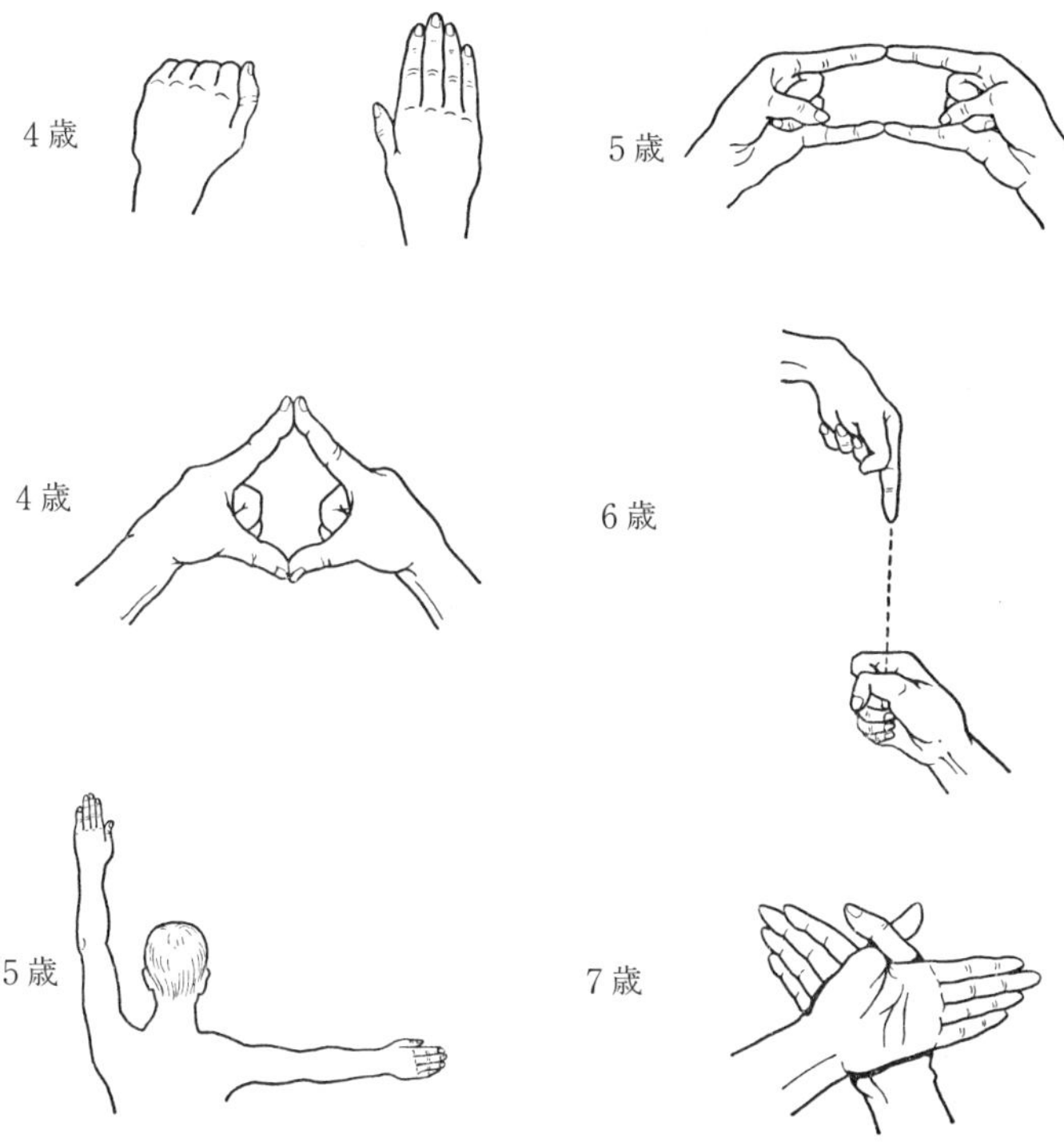

図６　ジェスチャーの模倣テスト（Bergés）

ているかどうかを指していると考えてください。実際に、ある子どもにどの能力がどの程度あるかを測るには、姿態模倣能力をみることと、人物画を描写させることが試みられます。

姿態模倣能力から：図６はベルジェという人の模倣テストですが、少なくともこの年齢では、描かれたような動作がとれなければなりません。身体図式の形成が障害されると、これがとてつもない姿態をとったり、逆向きの反応をみせたりします。掌を見せると子どもは検者に手背を向け、自分に掌を向けるとい

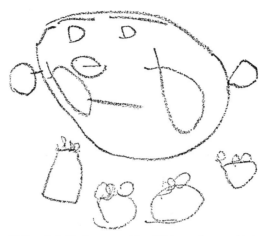

図7　人物描画　H・A君　男児　5歳11ヵ月時

う、自分中心にしか相手の動きをみられないことを示す反応をとるのです。

人物描画から：人物画を描かすとき、自分をかいてごらんとか、そこにいない人（たとえば父親）を思い出してかいてみなさいという指示をします。図7はその例です。顔面と、掌および手指、足背部と足指だけで成り立っています。自己像の把握がやはり不十分だとしか考えざるをえません。

無器用児（発達失行児）と自閉症との相違——人なつきのよさ

非言語的学習能力の障害を自閉症の基本的病態としてとらえることは、理論上は納得のいくところも多いのですが、臨床的立場からはいくつかの疑問点もあります。それは、無器用児とも発達性失行児とも呼ばれ、模倣能力が下手で運動能力がつたなく、目的にかなった動作がとれずに、ちぐはぐなことばかりしている一群の子どもたちが、身体図式の障害という点では同じであっても、臨床像、ことに人なつきのよさという点で、自閉症と著しく異なることです。この理由づけは容易でなく、一つの所見ですべての自閉症の病理を理解しえないことを、あらためて痛感させられるのです。

3　原因論

(1)　原因を考えるということ

自閉症の基本的病態を前節で述べたような視点からとらえると、次にそれを生じた原因は何かという探索がなされることになります。

心身二元論――心理的・環境的なものと器質的なもの

原因をさぐっていく方法にもいろいろのものがあるのですが、大きく分けると、それを心理的・環境的なものに求めるか、あるいは中枢神経の損傷の性質、いわば器質的なものに求めるかということになってきます。複雑な精神病理現象はさまざまな原因が重なり合って生じていて、心理的なものか器質的（あるいは身体的）なものかは、決めにくいように思えるのですが、それを統合した原因追求の方法論というのはさらに難しくなるので、現段階ではやはり、心身二元論の域を脱しきれていないのです。

自閉症における心因論と器質因論

自閉症の原因論においても、他の精神疾患と同じく、あるときは心因論が支配的であり、次には器質因論が盛り返してきて、それが行き詰まるとまた心因論も考慮するようになってきた、という経過をたどっているようにみえます。ということは、それだけ自閉症という疾病は、単純には規定できないものであることを意味しているのでしょう。しかし、自閉症を理解していくには、今まで明らかとなった原因に関する知見を大まかながらもとらえたうえで、それをもととして、自閉症の病態の意味を考えるのがよいと思われます。

(2) 心因論とそれに対する批判

現在では、自閉症が心理的な原因のみで生じると考えている人は、もういないといえるでしょう。そうでないことを示すいろいろな所見が明らかになってきたからです。

心理的・環境的要因の重視

しかし、はじめは自閉症の原因として、心理的・環境的な要因が重要視されていました。現在では、それですべてが説明できないことがわかってきたのですが、どうしてそんな考えが起こってきたのかを振り返えることは、自閉症の理解のうえで無意味ではないように思います。

母子関係の問題：自閉症の基本症状の一つが、母親とさえ情緒的なかかわりが発展せず、対象関係がとれにくいことだとすると、まず子どもを取り巻く環境に、それも母子の側に問題があったのではと疑ったのも、自然なことだったのでしょう。乳幼児期に母子の心理的関係が不安定であったときに、子どもにいろいろの動揺が起こってきて、心身症的な反応が起こることはよく知られた事実だったし、また、母親の病気や事故で突然養育者が変わったときなど、母性愛剥奪症候群と呼ばれている子どもの無気力状態が引き起こされることがあったからです。

子どもの資質と両親の性格・態度との相互作用：自閉症を最初に提唱したカナーも、自閉症の両親は知的で教養は高いが、非社会的で情緒的には冷たく、強迫的な面もみられ、それが子どもの養育にも反映されていると述べました。そしてカナーは、子ども自身のもっているある資質と、それら両親の性格や態度との相互作用によって、発症に至ったのではないかと示唆したのです。

心理療法への期待と失意

またアメリカの精神分析医は、母親との心のきずなができないことについて仮説をたて、心理療法によって、それを明らかにしようとする試みをとるようになりました。そこでは、母親のもつ病理性、ことに子どもが外界に向けてくる攻撃衝動を、うまく和らげてやれなかった母親のゆとりのなさということが問題にされました。

そこで、心理療法によってすべてを受け入れてくれる治療者との間に、よい関係が復元され、子どもが安定した対象を見いだすことによって、自閉状態から脱することができないかと期待したわけです。技法的にはいくらかの違いはありましたが、多くの人がこの問題に取り組みました。とくにベッテルハイムという心理療法家の報告は有名で、わが国でもいくつかの訳本があります。

しかし、このような心理療法のみでは、自閉症児に対して思うようなよい変化は生じていなかったのです。いくつかの改善例の報告はあっても、すべての人を納得させうるような結果は得られなかったのです。多くの人にかなりの失意をもたらすことにもなりました。

心因説への批判

自閉症の両親にのみ特徴的だという傾向は見いだされない：もっと違った方向から自閉症の治療を進めなければと考えていた人たちの間から、この心因説を否定することを目的とした統計的な研究が進められるようになりました。ドマイヤーは自閉症児群と正常児群と、自閉症ではない脳障害児群との間に、両親の性格、子どもへの態度、家庭の雰囲気などをいろいろの角度から比較検討していますが、自閉症児の両親にのみ特徴的だという傾向は見いだされなかったと報告しています。

心因論として親子関係を考えるのには無理がある：筆者が毎週会っている自閉症児の母親たちも、これまでいわれてきた理知的で、よそよそしく、非社交的だという印象を与える方は見当たりません。ながい間の付き合いのなかで、お互いがなれているせいかもしれませんが、なかなかユーモアのある方ばかりで、活発で社交的です。

独特な個性をもっていて、やや非社交的な傾向をもつのは、むしろ父親だという報告がいくつかあります。これは前章でもちょっと触れたのですが、筆者の知っている父親の中でも、かなりユニークな考え方をされ、世間的な体裁はあまり気にしないという個性のもち主といえる方が何人かはみられます。その中には自分の性格と子どもの自閉症とが強い関連があるとみずから主張され、独自の自閉症論を説かれる父親もいます。親子ですから、いろいろな面で似かよっているところもあって当然でしょうが、心因論として親子関係を考えるとなると、やはり無理があるようです。

心理的な触れ合いの必要性にはかわりない

以上述べてきたように、ある時期にはかなりの可能性をもつものとして考えられた心因説も、現在は否定され、次節で述べる器質的原因論の方が有力になっています。ところで、心因的なものでないとすると、すぐ子どもとの心の触れ合いを大切にせず、一方的な訓練によって行動修正をしさえすればよいという風潮が生まれそうなのが心配です。心理的な原因で起ったものではないが、この子たちに必要なのは心理的な触れ合いであるということにはかわりないはずなのです。

(3) 器質因を裏づける諸知見

臨床的な所見

けいれん発作から：はじめは、自閉症は脳に器質的障害はないだろうという想定がなされていました。そうでないことが、まず自閉症児の中で年長になるにつれ、けいれん発作を起こすものがふえてくることによって、だんだん明白になってきました。けいれん発作は脳に器質的障害があるため、脳の機能的バランスがくずれて起こる症状だからです。

自閉症の四〇％がけいれん発作を起こすようになるという報告もありますが、筆者は二〇％ぐらいの子どもがけいれん発作をもつようになると思います。この発作も一回きりのこともあれば、難治性のてんかん発作に発展することもあり、その性質にはひじょうな差異があるのが特徴です。

脳波検査から：中枢神経の機能をみるのに最も便利な脳波検査でも、異常を示す場合が少なくありません。これに関しては多くの報告がありますが、平均すると約六〇％の子どもが何らかの脳波異常を示しているといえます。しかし、不思議なことは、異常さの性質というものが一定していないのです。突発性の発作波を頻発するものから、たんに基礎律動に徐波成分が多いにすぎないものまでへだたりがあります。これらも脳の器質的障害を反映しているのですが、その障害は同一のものではなく、いろいろのものにわたっていることを示しています。

脳炎などに罹患した子どもにみられる類似の臨床症状から：また、脳炎や脳脊髄膜炎に羅患した子どもが、その後精神発達の様相が変わり、自閉症と区別できない行動上の特徴を示すようなことがあります。フェニルケトン尿症やトキソプラズマ症の子どもでも同じような報告があります。このように原因のはっきりしたある特定の疾病の子どもまでを、臨床症状が似ているからといって自閉症に含めることはできないのですが、自閉症の原因が脳の病変に起因していることを示唆する証左となっています。

〔症例3〕Ｔ・Ｔ　男児　一九七二年五月生まれ

いろいろの行動特徴がきわめて自閉症的であるということから、典型的な自閉症児として治療教育を受けてきた子どもです。この子の住む地方の新聞で自閉症のキャンペーンが行われたとき、代表例としてこの子の毎日の生活が連載でとり上げられたこともあったほどです。

一年二ヵ月時以降――結核性脳脊髄膜炎罹患後の精神発達の様相の変化：ただ、本症例は一年二ヵ月時に結核性脳脊髄膜炎に罹患し、一年以上も入院生活を続けたという既往歴をもっていました。この病気になるまではまったくふつうの発達を遂げていたのに、その後、精神発達の様相がまったく変わってしまったのです。家族に甘えを示さないし、世話をやかれるのをうるさがります。話しかけに注意を向けようとしないのに、ラジオから流れてくる音声には異常な興味をみせ、聞き覚えたせりふをしゃべって楽しんでいます。

六歳ごろ――独特のこだわり行為：六歳ごろになると、どうしたことかひとりで文字を覚え、ラジオで聞いたせりふを書き綴るようになりました。〝福岡市南区長住におすまいの匿名希望の女性の方のご希望曲です〟というような、本人も意味はわかっていない文章を記憶して書くのです。

八歳から小学校養護学級へ――集団生活になじめず荒れる：二年遅れて八歳から地区の小学校の養護学級に入級しました。はじめは、この独特のこだわり行為のため、集団生活になじめず、荒れる日が続きました。また、ラジオで聞いたせりふや新聞で見た文字や文章が、自分の日常的な体験にも用いることのできることばだということを理解させるにも年月がかかりました。

学校側の積極的な受け入れと特別な配慮による変化：しかし、本症例に関する学校側の受け入れはひじょうに積極的で、特別の配慮もなされたので、年を追って急速に変わってきました。といっても、やはり対人関係も特異だし、ことばの応用的理解も制限されているので、本症例の横断面的状態像をみただけでは、自閉症とだれだって診断するものと思われます。

結核性の脳障害が原因：最近のＣＴスキャンを用いた脳の断層撮影を示すと、図８のようになりま

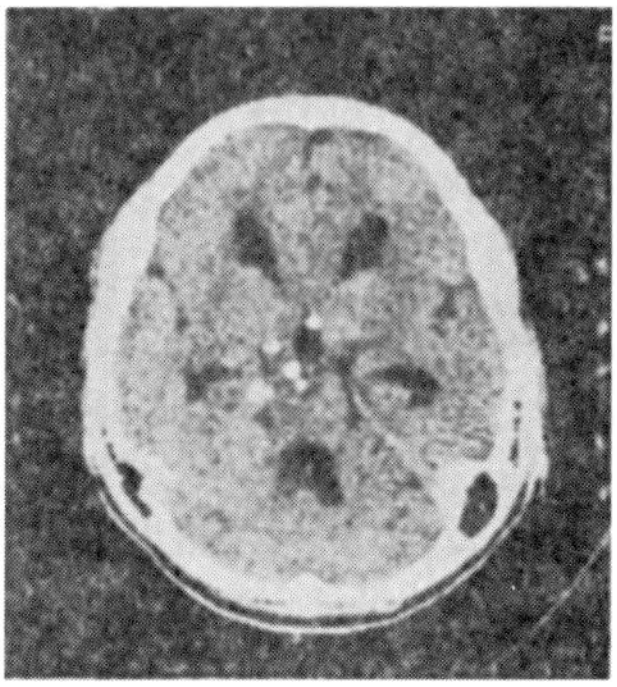

図８　症例Ｔ・Ｔの脳のスキャン像
（白い小点が結核による石灰化像）

す。かつての結核性病変を示す石灰化像が各所に残っています。本症例の自閉的な発達障害というものは、この結核性の脳障害のために引き起こされたと考えざるをえないのですが、どうしてこの子だけこういう自閉症に似た発達のパターンをとったかとなると、説明が困難になってきます。

脳の病変がどう臨床像に結びつくかは不明：また、過去に何ら脳障害の既往をもたない多くの自閉症のＣＴスキャンを調べてみても、側脳室、とくに左側の側脳室の拡大が約半数にみられるという報告（イェール、一九七九年など）はありますが、ここで述べた症例のように、結核性の石灰化像を認めるというものはありません。自閉症に脳の病変があったにしろ、それが臨床像とどう結びつくかということになると、わからないところが多いのです。

神経生理学の分野における研究が明らかにしたこと

これにも数多くのものがありますが、興味深いと思われるのは、先節でも述べた知覚・運動系の調整のうえで大きな役割を示すと考える脳幹部の前庭神経核の機能不全を、実験的に明らかにしようとする研究です。これもリトボーやオーニッツを中心に進められています。

終夜睡眠脳波における睡眠段階相の区分から：まず、睡眠脳波についての研究があげられます。夜中眠っている間ずっと脳波を記録する終夜睡眠脳波という方法があります。これによると、睡眠の深さにはいろいろの段階がありますが、全体の約三分の一ほど、レム（Rapid Eye Movement; REM）期と呼ばれる、眼球が左右に動く相が周期的に出現してきます。たぶん夢と関係がある睡眠相だろうともいわれています。ところが、自閉症児は同年齢の正常児と比べ、睡眠段階相の区分がはっきりせず、またレム期においても眼球運動数が少ないことがわかってきたのです。これは、レムの眼球運動は前庭神経核によって影響を受けているので、前庭神経核の機能不全を疑わせるものでした。

レム期の聴覚誘発反応から：次に、レム期の聴覚誘発反応をみると、正常児では聴覚誘発反応の電位振幅が著しく減少するのに、自閉症児ではそれほど変化をみせないという実験結果が得られました。また、正常児では振幅の減少に左右の大脳半球で差があるのに、自閉症児ではそれもみられないというのです。レム期の聴覚誘発電位の抑制は、前庭神経核を仲介して引き起こされるものですから、ここの機能不全を反映したものとみなすことができます。また左右の半球で差がなかったということは、自閉症児で機能的半球優位性がまだ確立されていないことを示すものでしょう。

回転による眼球振盪から：自閉症児の中にぐるぐる回る運動を好んで続ける子どもがいること、また、ぐるぐる回してもわりと平気で立っていることが多いことは、行動観察をしているとよく気づかれる現象です。これも前庭神経核の機能との関連が気になる現象です。

回転いすに坐らせて回転させ、その直後の眼球振盪をいろいろの設定のもとで調べた実験があります。自閉症児と正常児の眼球振盪の減少の割合を調べると、明るい部屋で目を開かされていたときは、自閉症児で眼球運動が著しく減少しますが、暗い部屋では両者の間で差がないことがわかりました。しかし、暗い部屋でも眼球を固定して回転すると、自閉症児の場合、眼球振盪が減少するのです。眼球振盪が少ないというのは、前庭神経核からの運動出力が著しく減少した結果起こる現象とみなされますが、外部刺激のもと（明るい部屋で目を開けて）でや内部刺激（眼球固定という条件）で、前庭神経核の調節機能が損なわれるということを示しています。

オーニッツなどは、このことが自閉症の基本的な病理現象だろうと主張しています。

生化学的分野における研究が明らかにしたこと

他の精神疾患における生化学研究と同じく、自閉症の場合も神経伝達物質であるカテコールアミンやセロトニンの動態を明らかにしようとする努力が続けられていますが、まだ確定的な所見は浮かび上がっていません。

カテコールアミンの動態から：カテコールアミン研究では、ＤＢＨ（dopamine-B-hydroxylase）という代謝物質の血中濃度が、その活動レベルの指標として測定されます。以前はＤＢＨは低いという説（コールマン）が有力でしたが、最近では自閉症児は正常児と比べ、かなり高いといわれるようになりました（ゴールドスタイン）。

セロトニンの動態から：セロトニンの場合も意見が分かれています。セロトニンは血小板への取り入れと流出を測定するという方法がとられます。というのは、血小板もセロトニンを含む神経終末細胞も、セロトニン輸送システムであって、セロトニンを貯蔵する小胞構造が似ているからです。

自閉症児は血小板のセロトニンの取り込みも流出もともに多く、セロトニンを血小板内に貯えておくことができないという欠陥があるという実験結果（ガーラン）もあれば、それを否定する見解（イールダー）もあります。両者は異なったグループを取り扱っているのではないかという意見（リムランド）もありますが、血小板セロトニン動態と臨床像との検討ということは、今後大いに進められてほしい課題と考えられます。

(4) 病態・原因の検討から自閉症をどう考えたらよいか

前二節で自閉症の本態を追求しようとする現在の研究動向を紹介してきたのですが、びしっと一本の線で原因、病態、症状というものを理解できないことが明らかになってきました。本来一つの疾患というものは、同一の原因で同一の器質的病変が生じ、そして似かよった症状と経過をたどることで定義づけられるのです。しかし自閉症の場合は、臨床症状が似かよっているというだけで、その症状を生んだ基本的病態の理解にも意見が分かれるし、その基盤にある脳の機能的障害や器質的変化にも、さまざまなへだたりがあるのです。

ということは、自閉症が単一の病気というよりも、症候群であるといわざるをえなくなってくるのです。さまざまな生物学的病理や環境的問題をもった子どもたちが、原因がわからないある相互作用の結果、精神発達にゆがみが起こってきて、外からみると自閉症と呼ばれるある特徴的な症状をもつようになってきたと理解せざるをえないのです。

第5章　近縁疾患との関係

1　自閉症と精神遅滞（精神薄弱）

これは自閉症の診断を考えるときというより、子どもの精神病理現象を討論するとき最も難しい問題です。

自閉症の潜在的認知能力をめぐって

カナー以来、これまで自閉症は潜在的にはよい認知能力をもっているからということで、精神遅滞とは区別されるといわれてきました。確かに、知能構造にアンバランスはあっても、全体的な知的能力の遅れがあるとはいえない子どもたちが少なくありません。しかし、対人的交流に乏しく、ことばも著しく障害されたままの状態が続き、社会性も芽生えず、結果的には、重度の知能の障害も併せもつという自閉症児もまた存在するのです。

診断上の次元が異なる

筆者は、自閉症という診断で子どもの発達を評価する態度と、精神遅滞という診断を用いるときとでは、まったく次元が異なっているように思うのです。自閉症とは、子どもの周りとのかかわり、情緒的な対象関係の発達のあり方など、子どもの生きざまの特徴をとらえて評価しようとする疾病概念です。一方、精神遅滞とは、原因や発症状況はいかなるものであっても、ともかく一四歳までに、恒常的な知能の遅れが二標準偏差以上（ＩＱ七〇以下）に及んできたものを呼ぶ総称です。

精神遅滞を併せもつ自閉症もありうる

とすると、自閉症という診断でその発達の障害像が評価される子どもたちの中に、精神遅滞も同時に併せもつという子どもがいても、けっして不思議ではないと思うのです。

重度の精神遅滞児を自閉症グループに入れて扱うことの問題点

しかし逆に、重度の精神遅滞児を対人的かかわりに乏しいからとして、自閉的障害をもつ精神障害児として自閉症のグループの中に入れて同じような治療教育がなされると、問題があるといえるでしょう。これまでどういうわけか、知能の遅れではなく自閉症ということにしてもらいたいという願いをもつ家族もいて、子どもにとっては適切でない働きかけが続けられてきた場合も少なくありませんでした。自閉症児の対人関係や、ことばの障害や、社会適応行動上の障害には、ウイングが述べるようにただ知能の遅れということだけでは、どうしても理解できないというものがあるのです。

知能の遅れた自閉症と知能がふつうの自閉症

ところで、障害の全体像を知能の障害ということだけでは理解できないとしても、結果的に知能が遅れてしまう自閉症児がいることも確かです。また知能に遅れがない自閉症児もいるのです。この両群はどう異なるかということが、最近とくに注目をあびるようになってきました。

ラターの比較検討について：これまで再三述べてきたイギリスのラターは、知能の遅れた自閉症（low IQ Autism）と知能がふつうの自閉症（normal IQ Autism）の二群をいろいろの角度から比較検討しようとしています。そのねらいは、どうも両群を別の性質のものだとして整理しようとしているように思われてくるのです。ラターの見解はこの一五年、世界の自閉症研究の方向づけを変えてしまったし、わが国にも大きな影響を与えました。そして上記の彼の考え方も必ずやわが国の児童精神医学や治療教育学に侵入してくるでしょう。

疾病理解のうえでは同じものという認識が必要：しかし、それをそのまま受け入れるだけでは芸がないと思います。それは実践的にはひじょうに便利な考え方です。しかし、知能の遅れた自閉症も、自閉症という疾病理解のうえでは同じものだという認識にたたないと、自閉症の概念はますますわかりにくくなってくると思うのです。

2　自閉症と特殊な発達障害

発達のアンバランスに基づく特殊な障害

知能の遅れが主たる障害とはけっして考えられないし、といって、精神病的な発達障害ともいえないのに、発達の経過がスムーズでなく、いろいろの面で特異な精神発達像を示す一群の子どもたちがいます。かつて小児神経学の領域では、脳のちょっとした損傷ないしは機能不全に基づくという想定のもとに、微細脳損傷（minimal brain damage）とか微細脳機能不全（minimal brain dysfunction）

と呼ばれていました。この疾病概念があいまいなため、WHOの国際疾病分類（ICD）ではこの名称をはずし、発達のアンバランスに基づく特殊な障害という考え方をしています。本書でもこのICDの考えに従って記述をしてゆきたいと思います。

自閉症との相違点と類似点

これらの子どもは、精神発達全体の障害というより、ある特定の機能の未成熟に基づく発達の足踏み、ないしはゆがみと考えられています。多くの場合、基本的には対人共感性は損なわれておらず、人なつっこささえみせて、自閉症とは一見まったく別の障害のようにみえるのですが、なかにはこの子たちの発達の足踏み状態が、自閉症児のそれときわめて類似してくるものもあります。

最も欠けている機能による分類

これら発達性障害の中でも最も欠けている機能は何かということによって、発達性行動過多（行動過多児）、発達性言語遅滞（発達性失語症、先天性語聾《ろう》）、発達性失行症（無器用児）に分かれます。

(1) 発達性行動過多との関係

発達性行動過多の特徴

発達性行動過多とは、注意の集中が困難で気分がうつろいやすく、課されたことをがまんして続けることができず、行動も落ち着きがなく、いつもマイペースのふるまいをしているなどの特徴をもっています。瞬間的には愛想のよい笑みを返したりして、情緒的なかかわりの能力はもっているように思えるのですが、対人的関係はいつも表面的で、接触は深まっていないことがしばしばです。しつけをしようとするとか、何かを教え込もうとすると、とてもいやがって、ますます相手を無視した態度をとるようになってきます。

四、五歳ころにはよい変化が生じてくる

しかし多くの場合、四、五歳になるころには落ち着きを示してくるし、ことばもかなり伸びてきます。自閉症にみる特異な言語発達を示すものはそう多くありません。はじめは、注意のうつろいやすさからくるかかわりのとれにくさのため自閉症が疑われた症例でも、よい変化が生じてくることがしばしばです。

鑑別のつきにくい場合

それでも、なかにはきわめて鑑別のつきにくい子どももいます。あまりにも注意の持続が短いために、だれともしんみりした心の触れ合いがなく、共感性そのものがやはりはじめからなかったのか判断しがたい場合です。治療の適応を理論的に考えると、行動過多児の場合だと、注意力の改善をはかった手段をとると、よい変化が生じ、発達も進んでくるのではないかと期待されるのですが、実際にはなかなか思うようにはいきません。

(2) 発達性言語遅滞との関係

言語習得の遅れと社会性の発達への悪影響

言語習得だけがことさらに遅れてしまう一群の子どもたちがいます。言語の習得には、さまざまな要因がからんでいるし、対象関係がスムーズに発展しないことも一因にあげられるでしょう。また、ことばがある時期（たとえば二歳）になっても芽生えないということは、その子どもの社会性の発達にもかなりの悪影響をもたらすことになります。

このようなわけで、発達性の言語遅滞、ことに発達性受容性失語症と呼ばれる子どもたちの精神発達像は、自閉症とかなり似たものになってきます。ある時期には区別のつきかねる症例さえあります。自閉症の基本的病態が言語障害であるという考えがでてきたのは、それなりの理由があったからでした。前章で両者の類似性について述べたので、ここでは差異を強調しますが、両者にはまたかなりの違いもあるのです。

自閉症との差異

音声の記銘：自閉症はラジオ、テレビのコマーシャルなど意味はわからなくても覚えてしまって、ひとりごとでしゃべっているのに、発達性受容性失語では音声弁別が困難で、どのような音声でも正確に記銘することができません。しかし、音声の抑揚や、話し手の表情や、そのときの状況から、何が問われたかを推測する能力はかなりそなえています。

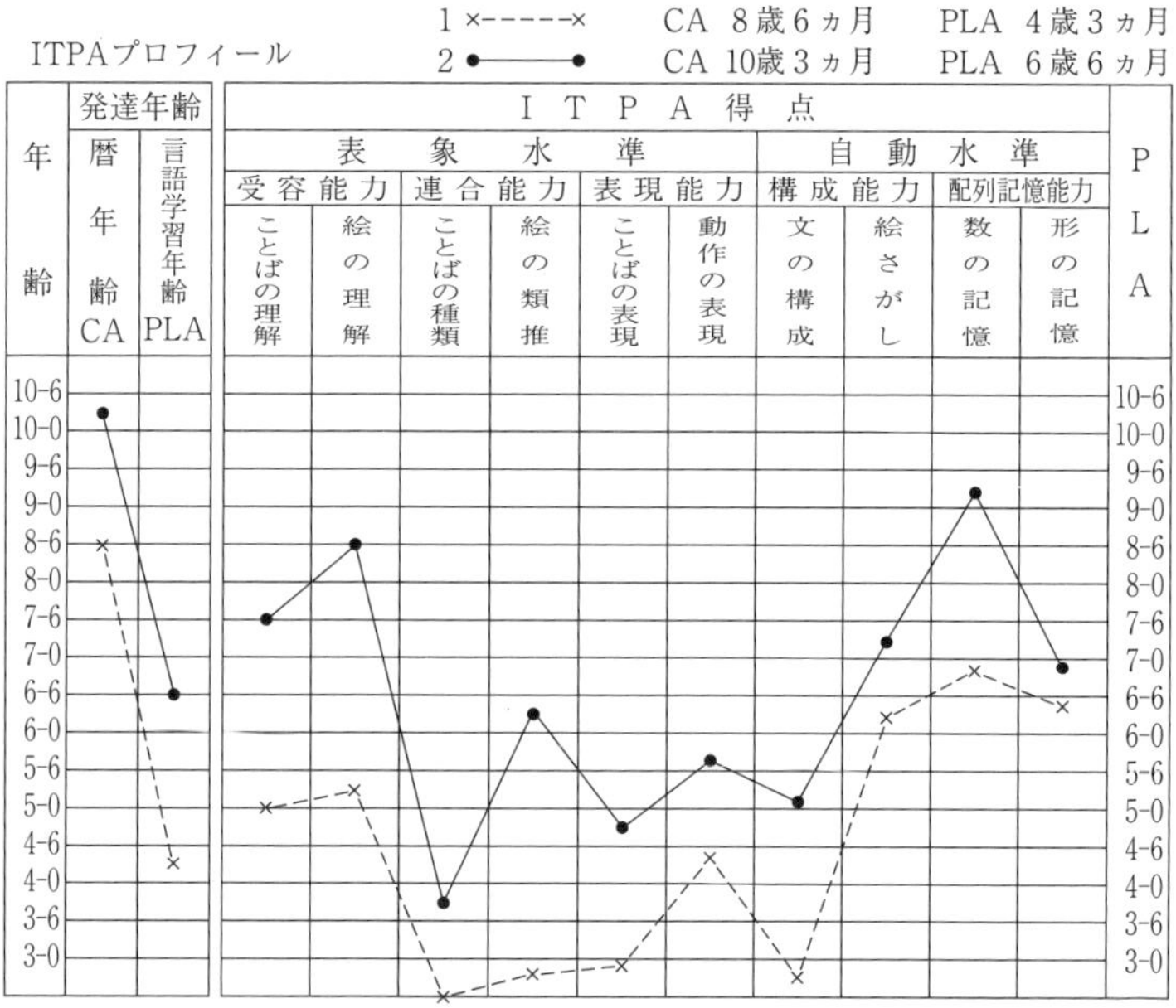

図９　症例　N・K　男児

ジェスチャーの理解や身振り言語の使用：自閉症児がほとんど不可能であるのに対し、受容性失語児はことばの理解の困難さとうってかわって、よい能力が育っています。

　言語能力の伸び：ＩＴＰＡ（イリノイ式言語心理能力検査）によって、両者の言語能力の伸びをみると、その差異がかなり具体的にわかってきます。

　図９は自閉症の、図10は発達性受容性失語症のＩＴＰＡプロフィールを示しています。初回検査時はどちらも似かよったプロフィールです。一定期間おいた（その間に治療教育は続けられていたが）プロフィールをみると、自閉症児では単語の理解能力は確かに伸びてきたのに、連想能力は依然落ち込んだままです。それにひきかえ失語症児では、単語

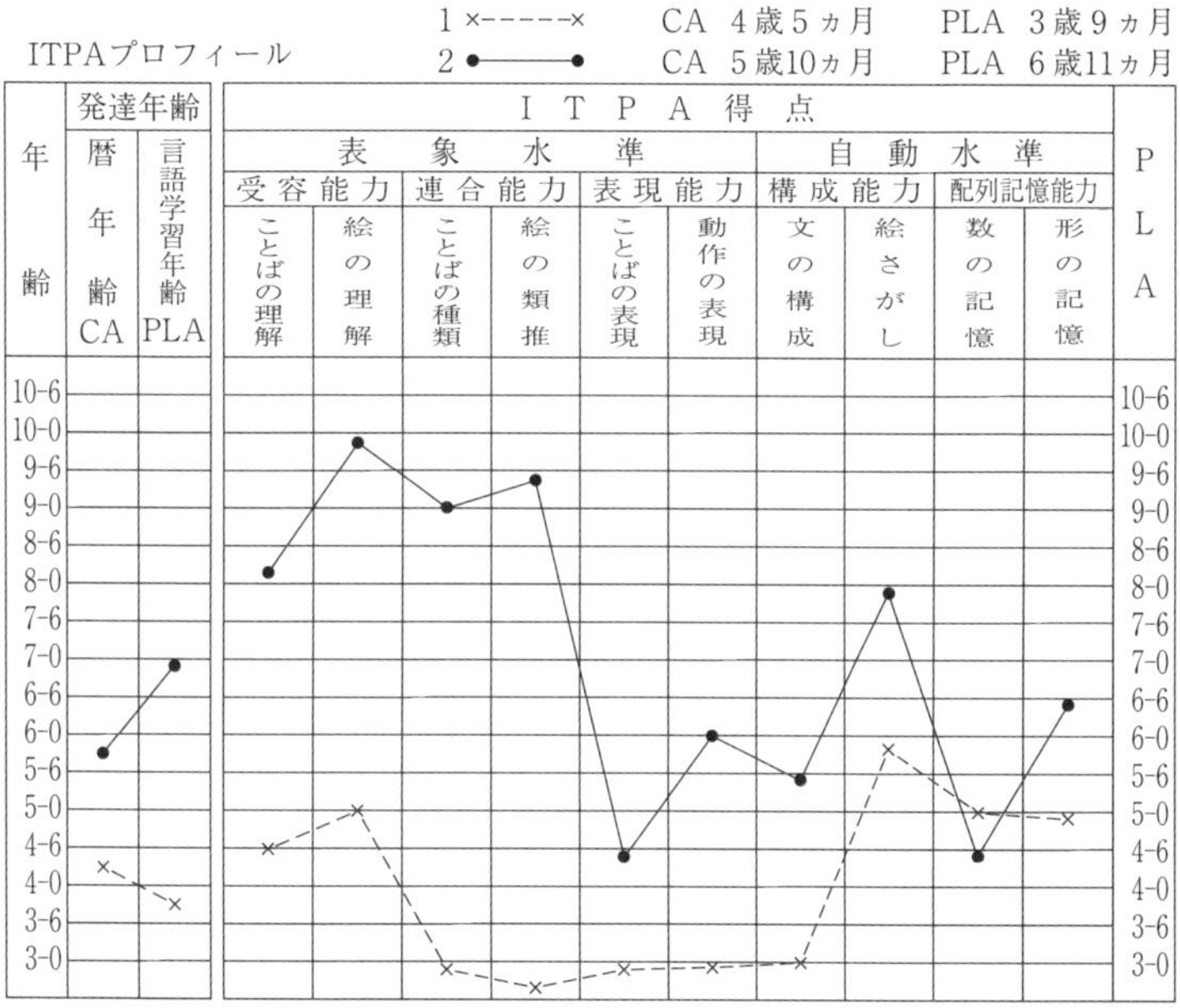

図10　症例　Y・H　女児

の理解がふえると連想能力まで育っているのです。このことが両者の根本的な差異とみなさざるをえないと思うのです。

(3) 発達性失行児（無器用児）との関係

身体図式の形成不全による行動障害

自分の企図した行為をスムーズに行うには、自分の身体をこの空間の中でどう取り扱うべきかが熟知されていなくてはならないし、周りの人や物とかかわるとき、自分の身体はどのような順序や様態で変化させていくのかという行動モデルが、イメージとして頭の中に描かれていなくてはなりません。

大人が脳外傷や脳卒中である部位の損傷をこうむったとき、失行という特異な障害がみられることがあるのですが、子どもにも、動作が大まかで、無器用で、人のまねもきわめて下手で、そのうえ行動もマイペース的で、協調的な行動がとれないという症例がみられます。これは、身体図式の形成がスムーズでないところから起こる行動障害とみられます。WHOの新しい国際疾病分類の中にも記載されている症候群です。

自閉症の基本的病態が非言語性の学習障害、ことに身体図式の障害であろうという見解もあるほどですから、この発達性失行と自閉症との関係はどうなのかは問題にされるべきでしょう。

自閉症と似た点

臨床的には、かかわりが一方的で相手に調子を合わせようとしない態度や、まねが下手で、とくに逆向きの姿態模倣が多いこと、また人物画がなかなか描けないことなど、自閉症児と似かよったところも少なくありません。

自閉症と異なった特徴

しかし多くの場合、自閉症とは明らかに異なったいくつかの特徴をもっています。かかわりはマイペース的ですが、対人共感性はそなわっていて、周りの人の自分に対する態度は敏感にさとるのです。また発話はかなり幼稚でも、言語理解の面ではそれほどの遅れはなく、ＷＩＳＣの検査でも、言語性ＩＱの方が動作性ＩＱより高いことが指摘されています。

非言語性の学習能力障害児としてのトレーニングが必要

以上のようによく検討すると、自閉症とはかなり違っているのですが、学校教育の場面でこの子どもたちをすねさせてしまうと、とてもわがままで自分勝手な行動をとるので、自閉症として取り扱われていることもしばしばです。それが必ずしも悪いとはいえませんが（むしろ、現実には恩恵を受けていることの方が多い）、効果的治療教育のプログラムをたてるうえからは、非言語性の学習障害児としてのトレーニングが最終的には必要となるので、鑑別診断は早くからつけていた方がよいといえる症候群です。

3　統合失調症の早期発病型

統合失調症とは

統合失調症とは、多くは思春期以降に起こってくる独特の思考障害、特異な人格変化を主症状とする病気です。感情や意欲も乏しくなって、対人様式や生活態度も表面的でうつろいやすくなってきたり、またその経過中に幻覚や妄想など、正常心理では理解しにくい現象も出没してきます。

早期発病型統合失調症と自閉症の区別

この病気のためと思われる人格面の変化が、一〇歳以前にも起こってくることがあります。きわめてまれとはいえ、六、七歳で発病することもあります。疾病論として、統合失調症の早期発病型と自閉症とがどう関連するか議論のあるところでしょう。しかし、症候学的には明らかな差があり、臨床的な取り扱いのうえでも、はっきり区別すべきだと考えます。

早期発病型統合失調症の症候

このような子どもは五歳まではまったくふつうの発達を遂げているのです。日常的な会話はふつうにできたし、友達とも遊べていました。それが、ある時期から急に（ある子どもでは少しずつ）、対人態度や行動が変わってきます。奇妙な動作やひとりごとも目立ってきて、急に人が変わったという印象を与えます。訳もないのに暴れだして、窓ガラスを割る、食器を投げ散らかすなど、取り扱いに困る行動もでてきます。空想にふけってばかりで、家族ともほとんど話をしなくなる場合もあります。自分が必要なときには、いろいろの訴えをしてきますが、自閉症にみられる言語面の特徴的な障害は出現してきません。

薬物療法とその限界

薬物療法が奏効することもあり、かなりのところまで回復し、復学できるようになる子どももいます。ただ、きっかけもなくふたたび病態が悪化し、じわじわと人格水準全体が退行していく場合が少なくありません。

本症を疑う場合

この病気が一〇歳以前で起こることはまれですが、まれであるだけに、何かの心配ごとで混乱しているとか、あるいは自閉症のある特殊型と誤って受け取られ、しばらく積極的な治療教育や心理療法だけが試みられるということがあります。五歳まではふつうであった子どもに、重篤な人格変化が起こった場合、この病気である可能性を考えておかなければなりません。

統合不全精神病の早期発達パターンと自閉症

精神分裂病の早期発病型とはとうてい考えられないが、三～五歳にかけて、それまでの発達のパターンがくずれ、手がつけられないほど多動で、衝動的な行為が目立つようになるという子どももいます。ＷＨＯ国際疾病分類では統合不全精神病（disintegrative psychosis）と呼ばれています。たぶん特異な脳の器質的変性に基づくと考えられる症例が多いのですが、なかには三歳近くまでふつうに発達していて、遅くなって起こってきた自閉症（若林はこれを〝折れ線型経過〟と呼んでいる）との区別がひじょうに困難な場合もあります。このような発症パターンをとる子どもたちの病態はまだ明らかでないところが多く、今後さらにいろいろの角度からの研究が必要であるといえるでしょう。

第6章　自閉症の治療と教育

1　基本的方針

自閉症児がもっているハンディキャップ、そしてそれゆえに習得できなかった二次的ハンディキャップを和らげ、それぞれの子どもがそれまで足踏みしてきた、あるいはゆがんできていた発達の過程を修復し、社会化していこうとするのが、治療であり、教育です。そのために必要な働きかけはすべて取り入れて、発達を伸ばしていこうとするものです。それは心理的な手段に頼ることもあれば、神経心理学的な次元での訓練を行うこともあるし、また薬物療法などの生物学的治療が必要とされることもあるでしょう。

また、自閉症児の発達を促すのは、たんに狭い意味での治療や教育のみではなく、この子どもたちが生活している毎日の体験によるところがむしろ大きいので、家庭や学校のあり方、ひいてはこの子どもたちが生活している社会そのものがいかにあるべきかも考えなくてはなりません。

このような方針については、現在自閉症の治療や教育にあたっている人々が合意しているところですが、実際の具体的な進め方は、自閉症の基本的病態をどうとらえるかによってかなりの差異が見られます。それぞれの方法について説明していくことにします。

2　心理的・教育的働きかけの実際

(1)　精神療法

ふつう精神療法とは、治療者と患者の間にラポール（良い関係）をつくり上げ、心理的操作を通して患者の症状を改善し、障害を取り除いていこうとするものです。

遊戯療法から訓練的治療・教育へ

自閉症の場合、厳密な意味での精神療法が可能かどうか意見が分かれるところでしょうが、いわゆる遊戯療法といわれる働きかけがとられてきました。子どもと無心になってたわむれ、遊ぼうとする働きかけによって、子どもとの間に情緒的接触が芽生え、深まり、治療者という他者との交流によって、少しずつ自閉的世界から抜け出てくれることを期待するのです。

この治療が自閉症児には困難をきわめ、それによって改善をみるものが少ないことが明らかになるにつれ、だんだんと批判されるようになり、自閉症児の発達を根本的に変えるものではないとみなされるに至ったこと、それに代わってより訓練的な要素の強い治療や教育が主流を占めているという事情については、第4章で説明したとおりです。

しかし、教育訓練的な働きかけにしても、人間が人間に対して行う心理的な操作であることにかわりはないのですから、精神療法的に相手を受け止めようとする姿勢が最も大切なことであることにはかわりないと思います。

(2) 行動療法

行動療法とは、人間の行動と情動とを、実験的に確かめられた学習理論に従って、よい方向へ変えようとする試みを指します。技法的には、古典的条件づけ療法とオペラント条件づけ療法がありますが、自閉症の場合オペラントによる療法がほとんどです。

標的となる行為の判断

適切な行為は強化し、困った行為は消去していこうとするのが基本的な目標ですが、それらの行為の性状はそれぞれ異なっています。そこでとられる治療プログラムも、各行為ごとに異なってきます。標的となる行為がどのようなものかの判断の的確さが、治療の成否を強めることになります。

正の強化子と負の強化子

適切な行為に対しては正の強化子として、好きな食べ物、キャンディーやチョコレートなどを与えること、ほほずりしたり、なでてやったりの身体的快感を与えること、ことばでほめてやることなどがもちこまれます。不適切な行為に対しては負の強化子としてことばでの叱責や身体的に不快な刺戟が加えられ、その行為が軽減されることをはかります。

ふつう私たちが子どもを育てしつけていく過程でも、同じようなことをやっています。ただ、ある問題をとり上げ、これに対して一定の手順・手技のもとに、それを強めたり、消失させたりするのが行動療法といってもよいでしょう。

行動療法の目標となる症状

自閉症の行動療法で最も効果的なのが、落ち着きがない、多動であるという不適応行動や、排泄行為がうまくできない、偏食が多い、摂食行為が習慣化されていないなどの問題行動です。たとえば落ち着きがなく、ちっとも席に坐っていられない子どもの場合、うろうろしているときは無視し、席に坐ったとき正の強化子を与えるという方法がとられます。トイレを怖がって、トイレで排便できない子どもに対しては、トイレに入る、便器に坐るということからならし、だんだん不安を取ってやること、トイレ以外で排便したとき負の強化子を与えるという、正負両方の強化子がとられます。

行動療法による言語訓練

身体模倣行為や模倣発声行為を、正の強化子を用いて発展させていくことがあります。ただことばのない子どもに発声模倣を行動療法で多くしていっても、それがはたして言語獲得に結びつくかについては疑問があります。まねして同じ音声をいえることと、言語表象力をもつことは同じではないからです。ただ、内言語感覚はそなわっていて、ことばの理解はあるけど発話ができないという段階まで達した子どもには、行動療法による言語訓練は意味をもちます。それは、ことばをいえば相手がわかってくれ、そして反応が返ってくるという交流をもつことは、相手との関係をより深いものにしていくからです。

現在、障害児の学校教育の現場では、行動療法が強い関心をもって受け入れられています。確かに有効な場合が少なくありません。しかし、ただこれのみに終始してよいかどうかについての問題が残るように思います。

(3) 身体運動感覚を豊かにしようとする働きかけ

身体を通しての働きかけにより、子どもの内的身体感覚を豊かにしてやり、さらに身体模倣能の発達を促すことによって、身体図式の発展をはかり、実際の対象関係における自分と他人の弁別をよりはっきりさせようとする治療的試みです。

これは自閉症の基本的病態を、身体運動模倣能力の未発達、さらにはその原因である身体イメージや身体図式の形成不全であるというとらえ方をする立場からは、当然起こってくる考え方といえるでしょう。

集団的遊戯活動という形態：具体的には、この線にそっての治療的働きかけは、集団遊戯活動という形態をとります。トレーナーと子どもが触れ合い、じゃれ合い、あるゲームや課題運動をやるというかかわりを通して、子どもに身体感覚的成熟が起こってくるのを期待するのです。これも子どもとトレーナーとの気持の通じ合いがあって、初めて可能になるのですが、技法的な面からみると、①身体的運動遊びを通しての関係づけ、②全体の集団活動による身体模倣運動訓練、③精神発達促進の身体運動訓練という過程で進んでいきます。

身体的運動遊びを通しての関係づけ

身体レベルでの触れ合い：ことばでの働きかけには無関心な子どもも、抱きかかえられて揺り動かされるとか、トレーナーに追いかけさせて逃げ回るとか、身体のレベルでの触れ合いを楽しむ子どもは少なくありません。まず、身体的運動遊びということから接近していくことが必要なように思われます。

遊びの質的レベルアップ：ただ、これに終始していても意味がありません。動き回る遊びの質的レベルアップを考えることが大切です。いっしょに動き回ることにのみ快感を覚えていた子どもが、相手をしてくれるトレーナーを意識してふざけ合うようになるとか、二人の遊びに、あるリズムがみられるようになると、このレベルでの働きが質的に変化しつつあることを物語っています。

トレーナーといっしょに手をとって飛び跳ねるにしても、お互いにリズムをとるようになるとか、座って舟こぎ遊びをするとき、はじめはトレーナーにひっぱられるまま、押されるままになっていた子どもが、交互に押したり引いたりするようになると、二人の間に身体運動を通して気持の通じ合いが生じていたことを意味します。

系統的プログラム：こうなると、トレーナーの指示も、その状況や身振りからかなりわかるようになってくるし、模倣能力もだんだんとうまくなってきます。身体運動遊びにも少しずつ系統的なプログラムをつくり、訓練的要素を取り入れていけるようになります。

全体の集団活動による身体運動模倣訓練

神経心理的なレベルからみた行動特徴として、自閉症児が身体模倣能力が極端に劣っていることが指摘されます。身体模倣能力が遅れているということは、その基盤にある数々の感覚統合能力の未発達の結果であって、それらが集約された現象ともいえます。しかし、この身体模倣能力が賦活され、発展してくるような働きかけが可能とすると、それは自閉症児の内的変化、とくにイメージの誕生をもたらすであろうし、全体的発達を促していくと期待されるのです。身体を動かし合う療法の最大の目的をここにおくのもそのためです。

しかし、この模倣能力を促すということはやさしいことではありません。自閉症児はわざとまねしないのではなく、まねするすべを知らないからです。目で見る運動のパターンを、自分自身の身体の運動に関連づけることができないのです。

集団のもつエネルギーを利用して：行動療法によってこれを促していくという方法も盛んですが、全体の集団活動の中でこれを育てていこうとするのは、いわば正面突破をねらおうとする作戦でしょう。これまで個々の身体的レベルでのかかわりの中で、トレーナーへの反応が芽生えつつあった子どもを、集団のかもしだす特異な刺激的雰囲気に巻き込んで、自閉症児のもつ知覚的防衛をゆさぶろうとするものです。

筆者らのとっている方法は、子ども一人に一人の担当トレーナーがついて一つのペアとして振舞います。そのいくつかのペアから成る集団で行う療法なので、個別的働きかけと集団療法的要素が同時にそなわっているものです。自閉症児の注意をよび起こし、相手と同化した形での模倣行為を生じさせるには、かなり強烈なゆさぶりが必要で、集団のもつエネルギーを利用しなくてはならないように思います。お祭でついつられてうきうきして踊ってしまったというような雰囲気をつくろうということで、一時は阿波踊り方式と呼んだこともありました。

模倣行為の発達経過：模倣行為は一挙に発達するものではありません。はじめは部分的に、手をあげたり、リズムに合わせて跳んだりする程度のものです。それを根気よくいっしょにやっているうちに、トレーナーのモデルとなる動きを一生懸命、真剣なまなざしで注目するようになる子どもがふえてきます。手本を見て、不正確ながら、少しテンポも狂うものの、大まかな模倣ができてきます。このころになると、子ども自身が鏡の前でいろいろなポーズをとって、自分の身体の動きを確かめているという光景もみられるようになります。

精神発達促進のための身体運動訓練

個々のレベルに合ったプログラム――より正確な働きかけへ：どうにか模倣能力が身についてきた子どもを、それぞれのレベルに合ったプログラムに従ってそれを伸ばし、より正確な働きかけをしていくことが、まずこの段階の目標となります。体操や遊戯も、ちょっと複雑な振り付けを取り入れたり、右左を自由に見分け、使い分けられる練習をさせたりします。このさいでも、トレーナーとの心理的つながりが最も必要なことと思われます。

イメージとして思い出す――イメージを植え付ける接し方：こういう行為ができるにしたがって、子どもは自分のやれたことをイメージとして思い浮かべる能力が身についていき、それが精神発達を大きく飛躍させる土台となることは、これまでも何回も述べてきたとおりです。そのイメージの中で何が最も大切なことかというと、自分の相手をしてくれるトレーナーのイメージを思い出せることではないかと思います。

人間は心理的に独立した存在であることを自覚すること、また他人とのかかわりの中で生活していく存在であることを知ることが、社会的人間として育っていくうえで必須のことです。これが成し遂げられないと、いつまでも自閉症の状態から脱しきれないでしょう。治療にあたるものも、その子どもの中に自分のイメージを植え付けるようにということを念頭において、接していくことが必要なのです。

他児とのかかわり：トレーナーとかなりの運動がいっしょにできるようになると、他の子どもとのかかわりの機会をふやすようにしなければなりません。いっしょに手をつないで走る、紙の上に風船をのせていっしょに運ぶ、ペアになって遊戯するなどのプログラムが企画されます。他児との身体運動を通してのかかわりは、この子どもたちが社会性を身につけていくうえでの出発点となる行動です。トレーナーの介助は必要にしても、子ども同士の接触や触れ合いを強めていくことが次の段階のねらいとなります。

3　ことばの指導――とくに母親の働きかけ

自閉症の中心課題

ことばは自閉症の中心課題であり、ことばが伸びてくることは自閉症がよくなること、すなわち精神発達が進んでくることを意味します。自閉症児の能力を伸ばそうとする働きかけはことばを身につけ、ふやし、ことばで物を考え、ことばで交流することを覚えさせようとする努力にほかならないとさえいえます。

治療・教育の主役は母親

自閉症児に対する治療や教育の主役は母親でしょう。それは母親と接している時間が最も多いというだけではなく、子どもに対して最も大きな影響力をもっているのが母親だからです。母親との心理的結びつきができ、母親の話しかけに意味を感じ取り、母親との間で模倣行為が生まれ、母親をイメージとして思い浮かべるようになり、ついにはことばが誕生します。母親とのことばのやりとりで、子どもは内的世界を豊かにしていくからです。

筆者らの治療的働きかけの大きな都分は、母親を心理的に援助し、養育への勇気を高め、また現在子どもが最も必要としていることを指摘し、母親にそれを実行してもらうことであるといっても過言ではありません。母親との話し合いで、子どものかんしゃくがひどいとか、落ち着かないとか、夜眠らないなどの問題行動がとり上げられることもありますが、多くは子どもの全体的発達のこと、その指標でもあることばのことです。今どの程度の理解力がそなわっているか、どんな働きかけが今は有効かなどを話し合います。

ことばの面からの問題の把握と対応：母親が子どもの問題行動の有無や程度で子どもの状態を評価する傾向が薄れ、子どもの言語的レベルやことばの特徴に目を向けるようになったとき、子どもの発達も進んでいくように思います。母親の中には、子どものことばの障害の特徴や変化を敏感にとらえたり、指導のこつをうまく会得している方もいて、こちらが教えられる場合も少なくありません。

子どもの言語理解能力の欠如の性格：ことばの遅れが気になり、治療機関を訪ね、自閉症という診断がつくのは、多くの場合二歳以後です。母親には子どもの言語理解能力が乏しいこと、それはただ音声言語だけではなくて、母親の表情、身振り、音調の中に母親が子どもに伝えようとする意味さえ理解できないでいるということを、知ってもらわなくてはなりません。子どもがおとなしく、母親にうるさくつきまとうということが少なかったので、一～二歳にかけて、ふつうの子どもにだったらいやおうなしにやっていた働きかけが、おきざりになっていたのです。

子どもへの語りかけの継続：まず、声をかけてやること、あやしかけてやることが繰り返されなければなりません。単語の意味を理解させようとするより、母親の話しかける音声に注意を向け、そのときの母親の気持に同調する反応を期待するだけでよいでしょう。多くの母親は、今まで見過ごして、やるべきことをやらなかったという罪悪感からあせってしまい、性急な仕込みをやろうとします。母親の責任ではないこと、今からでも遅くないことなどを説き、不安を取ってやることも必要です。

音声模倣やオウム返しの出現：このような語りかけを続けているうちに、音声模倣やオウム返しが出現してきます。ただ、まねて発声はするものの、意味はわかっていないという場合が少なくありません。ある音声があるものを意味するものであるという理解が起こるには、身体的内言語感覚といわれる表象機能が成熟していなくてはなりませんが、それが可能になるのは身振り、ジェスチャーなどでの母親の働きかけによるところが大きいといえるでしょう。

注意が向くものをことばで説明してやる：目の前にある物の名前がわかるようになったら、子どもの注意が向いているものをことばで説明してやることです。習得する単語数はどんどんふえていきます。しかし、だれが何をするなどの句や文の理解が生じるまでには、オウム返しのやりとりがしばらく続くことが少なくありません。この段階で大切なのは、簡単でわかりやすいことばを、子どもの気持に訴えるように心を込めて話しかけてやることです。

質問の意味の理解と応答：母の語りかけたことばの意味がわかって、それに対する返事が戻ってくるとしめたものです。〝今日はだれと遊んだ？〟〝何して遊んだ？〟などへの応答です。しかし、これはなかなかスムーズには進展しません。子どもがこの質問の意味がわかるかどうかを吟味して、質問の文体をかえるということも必要でしょう。もし答えられず、オウム返しになったときは、もう一度質問と答えを語りかけて、説明してやるべきでしょう。

文章理解の困難さ：かな文字や漢字は比較的早く覚えて、単語レベルでは文字言語を利用して語彙がふえていっても、文章となると、話しことばの理解より困難を示す子どもが少なくありません。小学三年生の国語の読本にでてくる文章の意味がわかるというのは、かなり知的能力の高い自閉症児にも苦手な作業です。活字を拾う、音読するということにとらわれて、文章を理解するのが難しくなってしまうのです。一つの句、一つの文はわかっても一ページに書かれてある事柄については連想が及ばないのです。

患児自身の体験の物語化：文章に親しませる必要があるのですが、自分の体験とはまったく関係のないことが記されている文章を見せ、その意味を理解しろといっても無理な要求です。そこで、その子の知っていること、体験していることについて、親が物語をつくってやり、それを繰り返し読ませることによって、文章のもつ意味、また文章を読む楽しみを味わわしていくことが必要と考えます。

次に、小学五年生の母親がつくった物語を紹介します。純君という子どもが庭にいたちを見つけたときの印象を、お母さんが物語にしたものです。

〈母親のつくった物語：〝二匹のいたち〟〉

それにしても二匹のいたちはどこから来たのでしょう。今年の五月ごろ、いたちが一匹うちの庭にやって来て、庭石の上にあがり、あたりをちょっと見まわして、それから風のようにさっとにげて行くのを、純と秋子が見たことがありましたが、それっきりいたちの姿を庭で見かけることはありませんでした。今日のいたちは、あの時のいたちと、その子どもでしょうか。

庭石のむこうにいたいたちは食べやめて、松の木の下まで出て来て顔を上げました。にわとりのたまごぐらいの大きさで、目から鼻のまわりにかけて黒っぽい、何ともおかしな顔です。いたちは鼻をつき出して、くんくんとにおいをかぎました。それからいたちは、体を低くして、地にはうように枝を広げているさっきの木のしげみにもぐって行きました。おかあさんは車庫でペンキぬりをしているおとうさんを呼んで来ました。二人で音をたてないよう、そっとのぞいていますと、おえんの先二メートルほどの所を、さっきの中から出て来たいたちがゆっくりと歩いて行きました。そして、ひいらぎの下の庭石のかげや、しょうぶの畠のそばを行ったり来たりしていましたが、そのうち何と思ったのかさっと走り出すと、庭のすみのがけをよじのぼり始めました。小さな体でも、のぼるとがけの土がパラパラ落ちます。その音で今までさるすべりの根元でねていたいたちが起き上がりました。頭を上げてもう一匹のいたちががけをのぼり始めたのを見ると、さっと石段をかけのぼり、先まわりをして山の方に姿を消しました。

それからしばらくして純が学校から帰って来ました。たった今までいたちが庭先で遊んでいたと聞くと、純は残念そうな顔をしました。いたちが見たかったからです。純はいたちのいなくなった庭を見て立っていました。

それからどれくらい時間がたったでしょうか。おとうさんはまたペンキぬりを始め、おかあさんはしばらくオルガンをひいていました。おかあさんが洋間にもどった時、純はまだ立っていました。おかあさんがそばに行くと、純は指さしました。さるすべりの木のむこうには、またいたちが一匹、茶色のしっぽを長くのばしてねそべっていました。おかあさんのオルガンが聞きたくて、またもどって来たのかもしれませんね。

この文章は、ふつう小学中学年の子どもにはけっして難しいものではありませんが、自閉症の子どもでは年長になっても理解が困難です。しかし、この子は自分の感じたこと、体験したことが記されてあったので、この文章と同化できたのです。このような文章との親しみ合いを繰り返すことによって、文章をわがものとしていけるのではないかと期待されます。

このお母さんの叙述はとてもすてきですが、それにもまして、わが子と共通の体験を喜び合いたいという熱意に心をうたれます。

4　統合保育・教育にまつわる問題点

統合保育・教育の有効性

自閉症児が伸びていくのは、まず健康な子どもたちの刺激を受けることだという信念のもとに、自閉症児が健康な子どもたちの中で保育や教育を受けられるよう努力している人々がふえてきました。武蔵野東幼稚園の北原キヨ氏は、自閉症児を健康な子どもといっしょに教育する混合教育の必要性を早くから提唱され、みずからの園で多くの困難を乗り切って実践し、多くの貴重な体験を報告しています。その中で、健康な子どもたちの集団の中でいっしょに生活することで、生活のリズムを身につけ、仲間を求めるという気持が自然に生じてくると主張しています。それによって初めて模倣の力も、発達していく力もそなわってくるというのです。

障害をもつ子が健康な子どもといっしょに教育を受ける統合教育の有効性は、近年とくに見直されてきましたが、とくに自閉症児の場合、多くの臨床家や研究者がこれを支持しています。自閉症児だけを対象として、個別あるいは集団で行う活動や教育にはやはり限界があること、また子ども同士の触れ合いのなかから、予測できないよい変化が生じてくることが発見されてきたからです。各地区の教育委員会の行う適正就学判定委員会でも、自閉症児をできるだけ普通学級で教育してみようというところが多くなりつつあります。

普通学級における自閉症児

しかし、ただ普通学級に入れ、健康児との触れ合いの機会さえ与えればすべてが解決するというものでもないこともまた、明らかになってきました。自閉症の子どもたちの中には、周りの子どもたちが親切に、いたわろうと働きかけてくれても、それに異常なおびえを示すことがあります。また自分のもっている平静な世界をかき乱す迷惑な行為とみなしているかのように、あくまでそれを避けてひとりっきりになろうとする子どももいます。自閉症児を健康児の集団の中に引き入れようとするにも、その子のペースに合わせ、慎重に見守って、促していかねばなりません。自閉症の子どもの個性を、他の子どもたちもよく理解していなければなりません。

条件をそなえた学級づくりの難しさ

これらの条件をすべてそなえた学級づくりは、担任の先生にもかなりの負担になるところです。すべての子どもを大切にした教育をというスローガンをたてるのはやさしくても、自閉症児のような重篤なハンディキャップをもった子どもを普通学級で受け入れ、積極的に働きかけようという気運をつくることは、ただ担任の先生の努力だけではどうしようもない問題です。他の子どもの父兄の方にも、また他の学級の担任の先生方にも、この統合教育の理念が理解されていかねばなりません。これは教育とは何か、社会は何をめざすのかという基本的問題に対しての共通な認識が生まれて初めて可能になる問題でもあります。

発達レベルに合った個別的治療教育の必要性

筆者自身も、統合保育や教育によい面はたくさんあって、その方向に少しずつでも進んでいかねばならないと思っています。余談になりますが、時代劇で寺子屋の風景を見るとき、今もこういう教育形態であったら、自閉症児にはどんなによいだろうかと思います。現在のような大きな学校ではなくて、隣り組の六〜一〇歳ぐらいまでの何人かの子どもが、元気なものも病気だったものも、集会所の一部屋に集まって、それぞれに合った思い思いの学習をするという教育であったら、自閉症の治療教育の問題の大半は解決されるのではないでしょうか。

しかし、もう今ではそんな寺子屋教育論をとなえても実現するはずもありません。四五人もの子どもが三〇坪ほどの部屋にたむろして、画一的な教育を受けているのです。そのような状況にあって、自閉症児はきわめて特異な個性の持ち主であるから、とくに念入りな働きかけをしてくれと担任の先生に頼むのは、酷な要求かもしれません。

自閉症児の多くは、より個別的なその子の発達レベルに合った治療教育を必要としています。健康な子どもの中での生活体験をもつことはもちろん必要ですが、それと同時に、小人数のクラスでの個別的指導が重点的に行われる教育（具体的にいうと養護学級での教育）も必要です。また通級制の情緒障害児学級での教育も同時に受けられることが、現在の段階では最も望ましいのではないかと考えます。

5　家庭から離しての集中的な治療、教育

ふつう治療は、一週間に何日か治療機関に通っていき、そこで一定時間働きかけてもらうという形で行われています。学校での教育も時間数はふえたとしても、生活時間の大半は家族とともに過ごすということにはかわりありません。障害をもつ子どもも、家族から離れて生活するのはよくないことです。長期に病院に入院するとか、施設に入るということは、ひじょうに障害が重篤で、生命の危険が迫っているとか、家族に複雑な問題があって、そこで生活することは子どもの発達を阻害することがめにみえているといった特別な事情がないかぎり、行わないのが原則です。

しかし、短期間子どもを家庭から離して治療者があずかり、ふだん十分わからなかった子どもたちの行動特徴の理解を深めようとしたり、集中的な働きかけをして、一気に変化を起こさせようとする試みがなされることがあります。合宿治療と短期入院治療がそれに該当すると思われます。

(1) 合宿治療や療育キャンプ

集団治療教育を毎週している子どもたちを、春休みとか夏休みの期間、日ごろ行っている療育活動の締めくくり、あるいは総仕上げという目的から、人里離れた保養地やキャンプ地で、二、三泊の合宿的な集団生活を行おうとするものです。

トレーナーの動機を高める

自閉症児の集団治療を行っているグループは、最近ではどんどんふえて、全国各地に存在しています。しかし、そのほとんどがボランティア活動で進められています。そのことが、自閉症児のキャンプ療育を盛んにしていったように思われます。ある治療機関に専属のスタッフとして勤務している人たちが行う集団治療と違って、ふだんは違う職場で働いている人や、いろいろの学校で勉強している学生が、自閉症の集団治療日にだけ出会うというものなので、ボランティアのトレーナー同士が連帯感を深め、その治療グループの目的を認識し合うためにも、すべてを忘れてただ子どもたちの療育に専心できる機会をもつことが必要となってくるのです。

筆者もいくつかのグループの療育キャンプに参加してきました。それぞれのグループの構成メンバーや、キャンプの予算などの経済的条件によって規模は異なってきます。子どもを家庭から離して見知らぬ場所で過ごさせるのですから、ひとりひとりの子どもに担当のトレーナーがつきます。また、グループ治療を指導するスタッフや、食事などの生活スケジュールを管理するスタッフが必要なので、多くの人々の協力を得なければなりません。子どもといっしょの生活を送るというだけでもなかなかたいへんで、いろいろな苦労がつきまといます。しかし、筆者が参加した療育キャンプでは、いずれも最後はある独特な感激でもって閉じられるのでした。きてよかった、やってよかったという満足感と、この子どもたちのためにもっとがんばらなくてはという気持を、皆がいだいて戻ってくるのです。

治療的技法からみた療育キャンプの利点

このようなトレーナーの動機を高めるという精神的意味合いだけではなく、子どもにもこの体験は、ふだんはみられなかった変化をきたし、キャンプにいったのがきっかけで、よい方向への発達が始まるようになったということも少なくありません。筆者は、療育キャンプは治療的技法という面からみると、三つの利点をもっていると思います。

子どもの世界の広がり：まず第一は、母親から離れて見知らぬ場所で生活する不安をどう処理するかということです。ふだんは何事にも平然として、トレーナーの働きかけにあまり反応もみせなかった子どもも、この状況ではかなりの動揺を示します。初日は、かんしゃくを起こしっぱなしだったり、ただ泣き叫ぶだけだった子どもも、二日目には、自分をいたわってやろうと手を差し伸べてくるトレーナーに、ある種の依頼心を寄せてきます。この瞬間をどうキャッチして関係を発展させていくかが、治療技法上は重要なポイントになります。それまで、母親との間のかかわりのみであり、それも、子どもの一方通行の投げかけを、母親がすべてわかってくれていたという関係しかなかった子どもが、母親以外の別の人物とも対象関係を成立させていくとなると、子どもの世界は大きく広がっていくことになるからです。

生活習慣の改変とこだわりの解消：第二に、療育キャンプは悪い生活習慣を変える機会となります。ほとんどの自閉症児は、多少にかかわらずこの点で問題をもっています。最も多いのは偏食ですが、便所で排便をきらうとか、ある物を身につけていないと気がすまないとか、ある順序で物事を行うというこだわりをもっています。

行動療法的視点から、きちんとした生活スケジュールをたてると、この点はきわめてうまくいくと思われます。あえて意図的に脱感作的もくろみをしない場合でも、偏食やこだわりが、キャンプから帰ったらみられなくなっていたということも少なくありません。それは、これまで子どものもついろいろなこだわり行為をトレーナーがわからず、母親のような反応をとってやれないでいるうちに、はじめはひどく荒れた行動を示していた子どもも、だんだんにあきらめてしまうのでした。また、キャンプ場にはテレビや交通信号や広告板など、この子どもたちのこだわりの対象となるものがまったくないことも幸いしていました。

集約的な治療の施行：最後に、日常行っている治療技法を、より集約的に、積極的に進められるというのが、なんといっても療育キャンプの利点です。何を目標とするかは、グループによって異なりますが、筆者らは、身体模倣能力を促すことを心がけてきました。それは日ごろの集団治療でも大きなねらいの一つとしているのですが、短い時間ではなかなか変化が生じません。一日中いっしょにいて、飛んだり跳ねたり、寝そべったりを続け、また皆が集まる機会があるごとに、歌に合わせてやさしいダンスを皆で繰り返します。それも一つのテーマソングを決め、子どもにもできそうな振りつけを考案しました。

療育キャンプはまだ、自閉症の治療教育の一形態としてある決まった形式が確立されているわけではありません。必ずこれをやらなくてはならないというものでもないでしょう。しかし、これに参加していつも痛感するのは、自閉症児を揺り動かすには、治療にあたるスタッフが、日常の雑事のわずらわしさから解放された心理状態で、子どもといっしょになりきろうという治療状況が設定されなければならないのではないかということでした。

⑵ 入院治療

〝はじめに〟の中でも述べたように筆者は、診断確定の検査のためや、自閉症児が身体的疾患を併発したときに、入院させて主治医となった経験があるだけで、児童精神科病棟に正式に勤務したことがありません。入院治療の是非や、そのあり方について意見を述べる資格がないわけですが、筆者が診ている子どもたちの中にも、ある期間入院させて、混乱した状態を和らげてやれたらとか、伸びなやんでいる子どもを、リハビリテーション的働きかけのために入院させるところがあったらと痛感することが少なくありません。入院児の治療にあたっている専門医の報告をみても、ある状態の自閉症の子どもたちのためには、やはり児童精神科病棟が必要であると考えざるをえません。

短期入院について

安藤春彦（愛知県心身障害者コロニー中央病院）は、自閉症児の治療は外来通院が原則だろうが、症例によっては適切な時期に入院治療を行う方が、問題行動の改善、発達に、より速やかな効果が期待できる場合があるし、さらに入院治療によらなければ、問題行動の解決がほとんど不可能か困難な場合さえあると述べています。

安藤が積極的に短期入院の対象としている子どもたちは、食事や排泄などの基本的生活習慣がまだ自立していないために、種々の支障をきたしている例です。子どもに合った食事訓練や排泄訓練が、行動療法の技法に基づいて進められています。この場合でも、ただ画一的・機械的に行うのではなく、自閉症児ひとりひとりの個性に応じて強化法が決定されること、子どもとスタッフの信頼関係がうちたてられることが絶対条件だと主張していますが、このような状況のもとでの訓練は、他の領域の発達にもよい波及効果をもたらしているように思われます。

年長自閉症児病棟構想について

十亀史郎（三重県立高茶屋病院あすなろ学園）は、年長になった自閉症児に対して、より的確な病態把握と、それに応じたリハビリテーションのために、一定期間入院治療を行うことがよいのではないかと主張し、そのための年長自閉症児病棟構想についても提言しています。十亀の考えは、情緒的にも、言語的な応答性でも進歩してきた自閉症児が年長になると、年少時期には明らかでなかった種々の失認や失行などの神経心理学的な欠陥症状が発見されてくるという臨床経験に基づいています。

十亀は、自閉症児の基本症状はこれら神経心理学的なレベルでのハンディキャップであるので、自閉症児の社会適応能力を伸ばすためには、年長になった自閉症児に対しても、やはり基盤にある障害へのリハビリテーションが必要不可欠なものと述べます。このさい入院が必要なものは、年長児になって神経心理学的問題点が浮き彫りにされてくるといっても、それはやはり入院状況でかなり細密な観察をしないことには病態を正確に把握できないこと、またそれぞれの病態に合わせたリハビリテーションを進めていくには慎重で気長な取り組みが必要とされるからです。

年長児の入院治療は、ほかにも多くの理由からその必要性が生じてくると予側されますが、十亀の提唱は、今後年長児問題を考えるうえでのモデルとなるでしょう。

6 薬物療法

薬害への心配

自閉症児が薬物を服用しても無効であるばかりか、むしろ有害なことが多いと考えている方が多いようです。筆者のもとを受診した子どもの家族から、よい薬はないかと相談をもちかけられることはめったにありません。子どもの行動改善に一時的に、ある薬物を投与しようと思ってすすめても、薬害を心配して消極的な反応を示す場合が少なくありません。このような気持を多くの人にいだかせるようになったのは、医師は診断と薬物投与しかしてくれず、子どもたちの療育をいっしょに考えてくれないという評価がなされているためで、反省しなくてはならないことかもしれません。

有効な補助手段となる場合

もちろん、薬物療法だけで自閉症児の症状が改善されたり、発達が進んでいくとは考えられません。しかし、ある場合には、薬物によって、かんしゃく、いらだち、多動など困った行動が改善されたり、周りへの反応が豊かになって働きかけがしやすくなり、薬物療法が治療教育を進めるうえで有効な補助手段となることがあります。

目的と適応対象

薬物療法は大きく分けると、抗精神病薬によって興奮やおびえが軽減し、落ち着きがでることをねらう場合と、いろいろの中枢神経の代謝改善剤や、循環改善剤によって中枢神経機能の賦活を目的とする場合の二つがあります。

抗精神病薬：鎮静作用をもつ抗精神病薬を投与するのは、衝動性攻撃性が強まって、ひどいかんしゃくや自傷行為が起こっている子どもや、不眠の続く子ども、手のつけられないほど多動で、集団への適応がひじょうに困難な子どもに対してです。それも幼児にはできるだけ行いませんが、年長になって前思春期の身体的変化に伴って、精神的不安定が著しくなって、みるからに痛ましいほどのいらだちやこだわり行為をみせるようになった場合には、むしろ積極的に薬物療法が進められるべきと考えます。

フェノチアジン系薬物ではクロルプロマジン（コントミン、ウィンタミン）、ブチロフェノン系薬物ではハロペリドール（リントン、セレネース）がよく使用されます。投与量は症状や個体の体質によって異なってきますが、ふつう小学高学年になると、クロルプロマジンでは一日量三〇～七五mgを二～三回に分けて投与します。ハロペリドールだと一～四・五mgを投与しています。

脳代謝および脳循環改善剤：脳代謝改善剤や脳循環改善剤が投与されるのは、第4章で述べた自閉症の基本的病態が感覚運動統合不全に基づくのではないかという考えからです。また、自閉症が何らかの中枢神経の損傷ないし機能不全をもっているのは確かなことなので、これらの薬物によって少しでも生物学的ハンディキャップが軽減されればという期待がわいてくるのです。

このようなねらいのもとに投与している薬物にはビリチオキシン（エンボール）、ホパンテン酸カルシウム（ホパテ）、メクロフェノキサート（ルシドリール）などがあげられます。いつごろから投与を始めるかについては意見の分かれるところですが、筆者は三歳半を過ぎても落ち着きのなさ、多動がいっこうに改善されず、ことばや知能の面でも足踏みが続いている子どもには投与を試みています。四～五歳の子どもの場合の一日量は、メクロフェノキサートなら五〇～一〇〇mg、ビリチオキシンなら四〇～八〇mg、ホパンテン酸カルシウムなら〇・五～一・〇gとしています。投与期間ですが、服用を始めたら二～三ヵ月間続けてみます。行動の改善をみたら一時やめて、様子をみることにしています。ぜんぜん変化をみない場合、他剤にかえてみますが、残念ながら期待するよい変化がいつも生じるというわけにはいきません。

7　症　例

本章のしめくくりとして、筆者がながく治療的かかわりをもってきた子どもたちの中から代表的な二例の年長自閉児について、これまでの経過の記録をひもときながら綴ってみたいと思います。いずれも四歳のとき筆者と出会い、現在中学三年生になっている子どもです。両親も、学校の先生も、治療教育の担当のトレーナーも、そして筆者も、この子どもたちを伸ばそうと懸命でした。この子たちのもっていた潜在力がうまく引き出されたかどうかについては反省させられる点もあるでしょう。しかし、いまだにこれからの発達の可能性は残されています。今後どうすればよいかということを考える意味でも、これまでの足跡を振り返って検討してみたいと思います。

〔症例４〕Ｔ・Ｎ　男児　一九六五年一一月生まれ（現在中学三年生）

聴力障害を疑う：父三二歳、母二七歳のとき出生したひとりっ子です。生後二ヵ月のとき、耳もとで手をパチパチたたいても振り向かないような気がして、聴力が損なわれているのではないかと心配して耳鼻科を受診したということです。しかし、異常はないといわれました。また、聴力障害でないことは、話しかけると振り向くようになったのではっきりしてきました。

二歳近くまでの発達はふつう：その後の発達はふつうで、二歳近くまでは、両親も発達に異常を感じなかったといいます。バイバイをしていたし、テレビの子ども番組を見て、画面に出てくる子どものしぐさをまねて手足を動かしていました。ことばの理解が生じて、母がいう単語を絵本の中で見つけて指さしていたし、〝これ何？〟と問うとことばで答えていたということです。

〝これ何？〟しかしゃべらなくなる：二歳ちょっと前、おかしいと思うことが起こりました。〝これ何？〟という質問が多くなり、そのうちそのことばしかしゃべらなくなったのです。わかっていることでも〝これ何？〟と聞きます。母の問いには答えず、ただ母に答えさせるだけです。そして、だんだんとその形式でのかかわりも乏しくなりました。

二歳半――いらだちやかんしゃくが目立つ：二歳半になると、いらだち、かんしゃくが目立ってきました。それは自分の決めた道順が守れないとか、自分がいやな店に母が連れていったときおこってきます。また、犬の遠ぼえを聞くと泣きだします。この子の住んでいた市では、正午になると大きなサイレンが鳴っていましたが、戸外でそれを聞くといやで、外出していてもその時が近づくと急いでどこかに駆け込もうとします。しかし、家ではベートーヴェンの運命とエグモンド序曲がいっしょになったレコード盤を聞くのが楽しみで、繰り返しかけさせます。

三歳――おうむ返しが目立つ：三歳になると、習得する単語数はふえましたが、話しかけにはおうむ返しが目立ってきました。自分の母への要求や自分の行動の説明に、周りの人から話しかけられたせりふの中でその状況に関係のありそうなものをそのまま使うので、表現がとても奇異でした。

見当違いの発語にも意図がある：筆者がこの子に初めて会ったのは四歳八ヵ月のときです。病院の車椅子にのって母に押してもらっていました。母に代わって私が押すと、突然〝ママといっしょでいいねえ〟と抗議するような口調で語りかけてきました。筆者が車椅子を押すのが気にいらないということはわかりましたが、どうしてこのようなせりふを述べるのか、しばらく見当がつきませんでした。それは、この子が乳母車にのって母に押してもらって出かけたとき、近所のおばさんが〝ママといっしょでいいねえ〟と呼びかけてくれたのを覚えていて、ママといっしょの状況を再現しろ、すなわちママと代わってくれという意味でした。ちょっと聞いただけでは、意味のない見当違いの発語と思われることばも、自閉症児の側からみると、意図をもって発せられているということを教えられました。

四歳――文字を覚えてもことばの進歩はみられない：四歳になると、とくに教えもしないのにかな文字を覚え、読み書きもするようになりました。それを利用して文章構造を理解させようとする教え込みを試みても受けつけません。この子は相手に干渉されること、かかわられることが極端にいやでした。自分が相手に用があるときは、先に述べたような形式での訴えはしますが、相手からの話しかけは無視するか、関係のないことを返事するかでした。だから、自分の興味をもったことは取り入れていても、他からの働きかけにはのってこなかったので、ことばの進歩はみられませんでした。ただ、洗面所で水遊びをしながら、〝水道・下水・海・雲・雨・川・水道〟というような独り言をつぶやくことがありました。

普通学級への不適応から養護学校へ転校：小学校入学直前に、福岡市に父が勤めの都合で転居してきて、地区の普通学級に入学しました。落ち着いていてさえくれればどうにか適応するのではないかという期待をもっていたのですが、この子には集団生活は気に入らないことばかりで、教室はてんやわんやの状況になりました。一番困ったのは、この子は先生が黒板に字を書くのがいやで、片っぱしから消していくのです。二ヵ月もたたないうちに、半強制的に養護学校に転校させられることになりました。

養護学校で――集団行動をとらず：養護学校では五人のクラスでしたが、集団行動をとろうとしません。すきをみては外に出ていきます。逃げだして廊下を走るときに、〝教頭先生お願いします〟と叫びます。担任の先生がこの子をつかまえるのに教頭先生に手伝ってもらっていたので、先生のせりふを自分で使って楽しむという始末です。担任の先生の仕事は、しばらくはこの子と走り回ることでした。

土曜学級（集団療育）でも訓練に応じられず：筆者らが行っていた土曜学級という集団療育にも参加しました。そこでも、皆といっしょの部屋にいること、とくに身体模倣運動の訓練を受けるのがいやで、治療室から逃げだしました。病院の売店に駆け込んで、そこのシャッターを閉めたがります。制すると泣き叫びます。しかたなく担当のトレーナーはこの子だけ近くの公園に連れていきました。公園の周りを市内電車が通るのを二時間いっしょにながめて戻ってくるということの繰り返しがしばらく続きました。

朝日療育キャンプへ――申し込み書面から：ともかく、この子に振り回されっぱなしでした。何かを教え込むどころか、どうにかいっしょに何かをやってくれるようになればということだけがねらいでした。そのころ、先に述べた朝日療育キャンプにこの子も参加申し込みをしてきましたが、申し込み書には〝自分勝手に振る舞うので目が離せない。自分の興味のないものには見向きもせず、集中する意欲をまったくもたない。とくに集団の中での学習妨害者としての振舞いが多く、目に余る。傍若無人に動き回り、自分ひとりだけで他の者の迷惑になることも意に解しない様子。基本的な社会性をどう培っていけばいいのか。その点が大きな悩みです。〟という父親の困惑が著されていました。

妨害者的行動の沈静化：しかし、療育キャンプも、繰り返されるごとにこの子に変化を与えたようです。〝傍若無人な妨害者的行動〟はだんだんと影をひそめました。

ペースに合った教育方針による効果：しかし、なんといっても担任の先生や、この子がその後通えるようになった情緒障害学級の受持ちの先生が、この子のペースに合わせて、少しずつ周りと同化するような働きかけの教育方針をとってくれたのがよかったようです。受身的ながら、学級内での集団生活についていくようになりました。

三年生から地区の学校の養護学級へ――ことばでのかかわりをふやすよう企図：三年生からは、地区の学校の養護学級に替わりました。長い間足踏みしていたことばの発達がまた芽生え始め、発話も多くなりました。しかし、自分の要求を母のせりふを借りてしゃべるという形式のものでした。〝便所いっていいね。大きくなったのだから一人でだまっていかんいかんね。そうね。おりこうさんしていたね。ファンタ飲むね。〟

また一つのことが気になると、それと関連する語句を並べたててしゃべりだします。この子は肥満の子にいじめられたので、肥ることをきらいます。糖分をとると肥るぞとおどされたら、〝これ食べたら肥満児になるね。アメはあすこになおしている。あすこに持っていったね。あすこになおしているのよ〟などです。ともかく話を聞いてやって、この子とのことばでのかかわりをふやすことがはかられました。

こちらの指示にも応ずる：このような形であっても触れ合いが進んでいくと、こちらの指示にも応じてくれるようになりました。土曜学級でも、集団遊戯に参加するし、運動模倣も自分で努力しようとします。学習面でも促しに少しずつのってくるようになりました。

性急なトレーニングによる強迫症状の出現：しかし、性急にトレーニングを行おうとするとついてこられず、たびたび強迫症状が出現しました。階段も何回も上がり下りする、目についたものを何回もさわるなどの行動です。そんなとき、気持をくつろがせる働きかけも必要となりました。

文章への無関心に対する働きかけ：この子は、四歳からかな文字が読み書きできるようになったにしては、小学校高学年になるまで文章に興味をもちませんでした。また、文法構造の把握も未熟で、助詞はよく抜けるし、なんでも終止形で表現します。受身形、能動形の区別がわかりません。〝本の上にエンピツと消しゴムを置きなさい〟とか、〝エンピツとカギの間にハサミを置きなさい〟などを口答命令で、また書字言語で示して理解させようとしました。この子を抱っこして〝村田先生はたかしを抱いている〟とか、〝たかしは村田先生に抱っこされている〟ということばを教え込もうとしたりしました。小学六年の中ごろより、やっとこれらのことがわかるようになりました。

中学入学後——無気力状態が目立つ：中学に入学すると、ことばの発達はやや伸びたものの、無気力な状態が目立ってきました。注意が集中せず、すぐに白昼夢を思わせるような放心状態に陥るのです。そんなとき、話しかけてもおうむ返しをするだけです。一〇年も前のことを思い出して、〝松屋デパートで動物の積木を買った〟とか、〝開文堂書店でフランダースの犬を買った〟ということばかりしゃべったりします。

退行現象に対する薬物療法：思春期に至っての退行現象が始まったと心配して、薬物療法も行いました。メクロフェノキサートとピリチオキシンが投与されました。ぼーっとしたところが影をひそめ、やや活発になったように思われます。

言語訓練の開始と治療教室への参加による変化：ちょうどそのころから、新たに主治医となった精神科医から、失語症者に試みる言語訓練が始められました。また、福岡市の障害福祉センターで、このような年長自閉児に対して学習・訓練と生活療法を目的とした治療教室が開かれ、そこに参加できるようになりました。それらがあいまって、このところこれまでにないよい変化を示しているようです。

自閉症児の発達はスムーズにいかない：それにしても、自閉症児の発達はスムーズにいかず、右に揺れ、左に揺れながら遅々と進んでいくものであり、ちょっと油断すると足踏みや後退が起こるということを思い知らされます。これからも、この子が社会的自立が可能となるまでは、これまでの数倍の援助や働きかけが必要と思われます。

〔症例5〕M・S　男児　一九六五年一〇月生まれ（現在中学三年生）

身体発育にやや遅れ：父二九歳、母二八歳のとき出生した第一子です。出産予定より二〇日遅れ、生下時体重は三五〇〇gでした。首の坐りが四ヵ月、ひとり歩きが一歳五ヵ月というので、身体発達にやや遅れがあったようです。

おとなしい子：ともかくおとなしい子で、寝かしておくといつまでもじっとしていたとのことです。それでも、四～五ヵ月ごろは母がのぞき込んで声をかけてやると、笑顔で応じることはあったし、喃語らしい発声も起こってきたので、こんな性質の子どもと思ってさほど気にとめなかったということです。

一歳半のとき、母の実家に里帰りしたら、祖母がこの子はあやしても反応がない、ふつうとは違うと注意しました。祖母は風変わりさが見たとたんピンときたということです。

乳児期からの人間ぎらい：二年遅れて妹が出生し、妹の発達ぶりをみていると、子どもとはこんなにうるさいものかとびっくりすると同時に、兄である患児の一歳前後からの精神発達が特異だったことに、今さらながら痛感させられたということです。母の微笑みかけ、語りかけに知らん顔だったし、そしてだんだんと話しかけられるのをいやがるようになりました。その人間ぎらいぶりは、乳児期から徹底したものだったと母は述べます。

母親の性格：この子のお母さんはけっしてクールな人ではなく、むしろ陽気で、活動的で、情愛深く、本当に世話好きの方です。筆者はその後、子どもをどう育てていいか迷いきっている他の母親たちを、何度もこのお母さんのもとを訪ねさせて、元気づけてもらったことがあります。この子の最初の発達のパターンは、このお母さんにもまったくとりつくしまのないものであったと考えられます。

多動で落ち着かず：周りの人への関心の乏しさ、ひとり勝手な行動は、二歳を過ぎるとますますひどくなってきました。タンスから衣類を片っぱしから引っぱりだす、茶碗や食器を部屋の中に一直線に並べます。目についたものを自分でさわって、何かを確かめようとします。自分で新しいことを試してみようとする意欲は盛んで、流し台の上で排便していたことがあったのもその一端だったのでしょう。

働きかけは受け入れず――雰囲気や気配には敏感：話しことばを教えようとしていろいろ働きかけても、それは受け入れようとしませんでした。ただ自分の気に入るものをいじり回したり、奇妙な飛び跳ね運動をやって楽しんでいました。話しことばの理解も生じてきません。ただ、母からしかられそうな雰囲気や、逆に外に連れていってもらえる気配などはすぐに察して、その場その場に合った行動がとれるようになりました。

三歳過ぎ――意味はわからないまま文字を急速に覚える：三歳半過ぎ、急に文字を覚えてきました。テレビで、かっぱえびせんという文字と音声がいっしょにでるコマーシャルを見てからです。次に、菓子袋に書いてある文字〝ロッテ・チョコレート〟とか、〝明治キャラメル〟などを書き綴るようになりました。母が文字盤積木（表に絵が、裏に文字が書いてある）を使って文字とその音声を教えると、たちまちに記憶してしまいました。いぬとか、りんごとか母が指示すると、その文字を書きます。漢字を教えてもすぐに覚えます。ある音声とある文字がいっしょだということを知っただけで、いまだにその文字なり音声なりが何を意味しているかについてはあいまいでしたが、新聞やテレビで見た文字、活字はどんどん覚えていきました。

計算もできるようになる：母が数を教え、数字を教えると、二＋二＝四、四＋五＝九などの計算もできるようになりました。これまでは、何かを手がかりに、この子とかかわりをもとうと心がけてもうまくいかなかったのに、計算までやられてしまうと、逆に犬に芸を教え込んでいるようで気味が悪くなったと述べています。

発語はなく、自分の意志を伝えられない：この子が筆者を訪ねてきたのは四歳半のときです。自分の知っている文字（かなも漢字も）を書いて楽しむのに、発語はまったくなく、また身振りやジェスチャーで自分の意志を伝えることもできませんでした。〝リラリラリラ〟という発声のみで、自分の書いた自分の名前を、こっちが読んで復唱させようとしてもできません。そのくせ、〝この子はただ字を書くばかりで〟と母がこぼしていると、〝この子は書くばかりで……〟などと、耳に入ってくる音声を黒板に書くのです。

土曜学級での治療教育——集団遊戯をきらう：先に述べた症例T・N君といっしょに土曜学校で治療教育を受けることになりました。この子もT・N君と同じく、集団遊戯をするのをいやがりました。字を書いたり、計算をしたりを繰り返します。はじめは五歳になったばかりの子が、九×九＝八一、一一×一一＝一二一、一三×一三＝一六九、一五×一五＝二二五とやっているのを驚いてながめていましたが、毎度それが繰り返されると、この子はこのまま、他のことは何も知らないで大きくなるのではないかと不安になってくるのでした。

幼稚園へ母子で通園——他児からの働きかけによる改善のきざし：お母さんはこの子をあずかってくれる幼稚園を探して回り、自分が助手を務めるという条件で入園させてもらえました。二年間母子で通園しました。園には、この子をことのほかかわいがり、世話をやこうとするおませの女の子がいてかかわってくれました。他児の干渉がいやだったこの子も、その働きかけには拒絶的な態度をとらなくなりました。時おりは皆といっしょの遊戯を部分的ながらやるようになってきました。

語りかけの継続：土曜学校でも、集団の運動にこの子が自ら入ることはなくても、ブロックを積み重ねるとか、ままごとをするとか、この子がやろうとした遊びにトレーナーが入っていくと、二人での遊びができるようになりました。さらに、なんとか声を出させようとして、ワァーとか、ハイハイとか、語りかけ復唱を促しても、のってきませんでした。しかし、そのような語りかけは一年以上も続けられました。

この子は五歳半になると、かな文字はもちろん、ほとんどの当用漢字も知っていましたが、単語レベルの理解だけで、文字を使って交流することもできませんでした。なんとか声を出して五〇音が読めるようにならないものか、母音だけでも発せられないかといろいろ思案しましたが、例の〝リラリラリラ〟しか言ってくれませんでした。

五歳半過ぎごろ――はじめての発語：この子が〝アイウエオ〟といったのは五歳半を過ぎたころです。土曜学校に出席するため北九州から福岡にくる電車の中でのことです。この子は電車にのると、よその人が見ている新聞をさっと取り上げて逃げるという行動があったので、母は新聞盗みにいかないようじっと押さえつけていました。すると、苦しまぎれに〝アイウエオ〟といったのです。

話しことばでの交流の開始によるよい変化：一度発声が起こると堰を切ったようにいろいろ音声が出せるようになりました。五〇音も、漢字の音読もできるようになりました。簡単な文章も声をだして読みます。もちろん、発音は単調で、紋切り的な抑揚に乏しいものでしたが、話しことばでの交流が可能となったのです。そのことはいろいろの面でよい変化を生じさせました。落ち着きがでて、土曜学校でも皆といっしょの行動をとることが多くなりました。

ことばでものを考える――アンバランスながらよい能力をもつ：また、ことばでものを考えるというくせもついてきました。この子が黒板に、一〇、九、八、七、……三、二、一と書いてきたので、一より少ないのは〇、〇より少ないのはマイナス一、次はマイナス二と教えてやりました。次の週、〝二引く五は？〟と問うと〝マイナス三〟と答えました。マイナスということに興味を抱いているようです。そこで、〝二引くマイナス三は？〟と問うと〝プラス五〟という答えが返ってきました。どういうプロセスでこういう計算ができるのか推測しかねましたが、この子はかなりのアンバランスはあっても、ひじょうによい能力をもっているように思われました。

普通学級への入級許可を得る：小学入学の時期がきたとき、普通学級にやってみたらと両親を説き、北九州市の就学相談会に赴きました。しかし、筆者の身びいきだったのか、大勢の人がいる会場ではこの子は落ち着かず、いたずらばかりしました。普通学級はとても無理だろうということでした。しかし、この子のこれまでの発達の経過、かくし持っている数々の能力を説明してお願いし、やっと入級が許可されました。最終的にそれを認めてくださったのが、当時、同市の教育指導主事だった故野杉春男先生でした。

普通学級での受け入れ：普通学級に入級できたものの、当時はまだ自閉症児への理解はほとんどなかったので、奇妙な子どもとして受けとられたようです。皆と同じことをなかなかしないし、落ち着きがないことが先生の目障りになったようです。しかし、先生もある程度この子の思うままにして、規制を加えない方が集団適応がうまくいくことを発見しました。

母親が一学期間付き添う：お母さんは一学期間この子につきっきりで教室にいました。体操の時間はトレパンをはいて先生の手伝いをしました。このお母さんは陽気でやさしい人だったので、他の子どもたちの人気の的になりました。この子も同じようにクラスの人気者になりました。

WISCではよい結果——ことばの理解・使用はスムーズにいかず：この子は、学習雑誌や子ども百科辞典などで、動物に関することや、地理や歴史のことは同学年の子どもよりは知識量が多かったので、はじめはそれほど学習の遅れは目立ちませんでした。むしろ、テストではよい点数もとってきました。小学二年の終わりに行ったWISCでは言語性検査はIQ＝一一三、動作性検査はIQ＝九二、全検査IQ＝一〇三という結果がでたほどです。ただ、ことばの理解・使用は自然とスムーズに進められるものではなく、考えて、努力して習得しようとしていました。わかりきったことでも繰り返し質問したり、ある言い回しを利用するために言う必要のないことを繰り返すという時期がありました。

物語の理解は困難：文章の理解や作文も、自分の体験したことを知っていることはどうにかこなせましたが、物語を読みこなすことには困難が伴います。日記は比較的うまく書けても、読後感想文となるとまるっきり乱れてきます。次にあげたのが小学三年生のときの、〝ファーブル昆虫記〟の感想文です。

〔読後感想文から——〝ファーブルこん虫記〟へ〕

ファーブルのバカといっていましたが、そしてなぜかなぜかなぜかが、だいすきです。というのでした。そして、ファーブルは、いきたくなると、どうしましたか、まだまだつづくのでした。この物語はファーブルの物語りでした。もう物語の話はおわりましたか。〝そうしてください〟と言ったらいけませんでした。ファーブルについてきました。ファーブルは〝いたいいたい〟と言いましたのでございました。そこで、ファーブルはまた、〝いたいいたいいたい〟と言いましたのでございませんでした。それからもう一つ、ファーブルの物語はおわりました。これでファーブルの物語りはおわりました。〝こう言わないでください〟と思いましたのでございませんでした。〝こう言ってください〟と思っとき、ファーブルに言いましたのでございます。

ファーブルの物語を読んだがわからない。だけど先生は八〇〇字の感想文を書けと要求しているので書かねばならない。何か文字を埋めようとしたもののいやでたまらない。そしてこういう文章になってしまったのでしょう。

文章になじませる努力——筆談の試み：この子がこういう欠陥をもっていることを知った先生は、いろいろな方法で文章になじませようと努力しました。まずはじめに筆談を試みました。

先生〝今日かけ足のときどうして泣いたのですか？〟

M君〝わかりません〟

先生〝わからないで泣くのは赤ちゃんよ〟

M君〝赤ちゃんじゃありませんよ〟

先生〝でも泣いて皆といっしょにかけ足しませんでしたよ〟

M君〝でも泣いて、皆といっしょにかけ足しましたよ〟

先生〝こんど泣いたら、鏡を見せてあげましょうね〟

M君〝こんど泣いたら、鏡を見せてあげませんね〟

作文の指導を行う：はじめはこんなちんぷんかんぷんな問答でしたが、本人の興味を向けていることをとり上げると、まとまった応答になってきました。また、本人が日曜日にしたことを作文に書かせ、先生がそれを書き直してやるという指導もされました。

個人的指導によることばの発達：この子は、個人的な指導を積極的にとってくれる先生に恵まれたため、ことばの面での発達が進んできました。そして、いつもクラスの友達から親しまれ、よい受け入れが行われてきました。

土曜学校を卒業し、定期的通院も終了：小学四年かぎりで土曜学級も卒業し、病院の定期的な通院も終わることにしました。筆者とは時どき電話で様子を聞いたり、暑中見舞いや年賀状をだし合うという関係になりました。小学五年時に筆者あてに書いた暑中見舞いです。

〔小学五年時の暑中見舞いから〕

村田先生、お元気ですか。ぼくは、もうふ通児になりました。海に行ってまっ黒になりました。でもまだ泳げません。顔は付けるようになりました。朝はラジオ体そう、夜は、ぼんおどりのけいこに行っています。一学期の成績も上がりました。引っこししたので遊びに来てください。さようなら。

小学五年生も六年生も、さしたる動揺もなく終わり、中学も皆といっしょに普通学級に進みました。中学一年生の夏休みに筆者にくれた暑中見舞いをまた紹介します。

〔中学一年時の暑中見舞いから〕

暑中お見舞い申し上げます。

先生お元気ですか。期末試験も終りました。全学年三五〇人のうち、ぼくは七〇番でした。クラスで四三人のうち七番でした。町内海水浴も台風で行かれませんでした。お盆には田舎に遊びに行きます。ラジオ体操は毎日行っています。先生にも会いたいです。

筆者にはとてもなつかしく、うれしい便りでしたが、中学一年生の文章と思うといくらか気にもなりました。昨年、この子が中学二年生のとき、筆者がこの子の近くに転居することになり、またかかわりがもてるようになりました。

情緒面・行動面ともに改善：この子は情緒面でも、自分から甘えの気持を表せるし、他人の気持がわかるし、協調的な態度もとれるようになっています。他人の行動を邪魔することはむろんないし、不快感を与えるようなこともしません。むしろ、かわいらしさを皆に与えるし、愛橋のある子とさえいえます。七〜八歳の子どもが中学生にさせられたような印象を与えます。だから、この子は皆にちやほやされて、それで集団適応がことのほかうまくいっているようにもみえます。

社会的自立のための要求による強迫症状の出現：この子が中学二年生のときの担任の先生は、この子の将来の社会的自立のためにはこれではいけない、もっとたくましさを身につけなければと考えました。といって、とくにしごいたわけではけっしてありませんが、ふつうの中学二年生としてふさわしい身だしなみや行動を要求しようとされました。それはやはりこの子にはかなりの内的緊張をつのらせたようです。不潔恐怖と手洗い強迫の症状が出現しました。一日に数百回も手洗いを繰り返します。また、自分の書いた字が気に入らなくて、書いたり消したりを繰り返しているうちに、とうとう答案用紙が破れてしまうということもありました。

自分なりの論理的なこだわり：中学三年生の現在、このような強迫症状はいくらかおさまってきました。しかし、この子との会話の中に、この子なりの論理的なこだわりを感じることはしばしばです。たとえば妹の話をしているときのことです。〝ゆりちゃん（妹）はよく勉強する？　テレビもよくみる？　料理の手伝いもする？〟などの質問をこっちが続けたとします。あえていろいろの句に主語はつけなくても、妹のことを聞いているものとわかってくれたと思っていたのですが、〝料理の手伝いをするの主語はゆりですか？〟と質問を確認しようとします。〝君は妹に勉強教えてやる？〟と聞いても、〝もし僕が妹に教えてやる必要があると思ったら教えてやるが、僕が必要ないと思ったら妹には教えてやらない〟という文章構造上きわめてきちんとした答えが戻ってきます。

対照的な二面性：筆者に逆立ちが上手だとほめてもらったときのあどけなさや、筆者とゲームして大勝ちしたときの子どものようなはしゃぎようと、先に述べた会話でのことばの使い分けの慎重さは、きわめて対照的な二面性を示しています。

進路選択の問題：この症例は、自閉症児としては、最も高い知的能力をもち、また環境的にも恵まれて、これまでは比較的順調に発達をしてきました。にもかかわらず、この子の将来もけっして楽観できないように思われるのです。さしあたっては、中学卒業後の進路選択の問題です。すぐに社会にだして仕事させるのは危険なようです。この子のお父さんは有能な職人さんなので、その工房で技術的なことは教えてもらえましょうが、この年齢で必要な社会性の修得は、学校を離れたのではなかなか達成されそうにもありません。もうしばらくは、同じ年齢の子どもたちの集団の中で生活させてやりたいものです。そうすると、中学を卒業して上の学校にやるのが最もよい方法に思われてきます。その場合でも、高校に進学するか、実業高校にいくか。高校にいくとするとどこがよいか。それにはこの子のもっている知能的な、技術的な特徴をもう一度客観的に評価し、分析検討し、どのような職業に将来つくのが最もよいかということから決定されなければなりません。

社会的自立の可能性――患児の個性の尊重が最も必要：この子は社会的な自立生活が送れる可能性を十分にもっていると思われます。この子の努力もさることながら、やはりこの子を取り巻く社会の人々が、この子のよさも、鈍さも、まどろっこしさも含めたこの子の個性というものを認め、尊ぶようになるというのが、最も必要な条件と思われてくるのです。

第7章　今後の課題

自閉症の医学研究も、治療教育のあり方も、福祉施策も、数年前と比べるとずっと進んできました。しかし、まだわからないところや、不充分な面が数多く残っています。今後どうあるべきかの問題点が、やっとわかったにすぎないという分野もあります。筆者なりに、この点についていくつかの指摘をしてみたいと思います。

(1) 医学研究における課題

自閉症児の症候学や、精神医学的診断方法という点については、ほぼ完成されているといえるでしょう。むしろ、これ以上さわらない方がよいとさえ考えられます。

予後研究

臨床医の立場からもっと明らかにしてほしいと思うのは、予後の問題です。これまでもいくつかの予後研究があり、自閉症がただならぬ病気であるということを明らかにしたことについては第3章でも述べましたが、どうしたらもっとよい発達をする子がふえてくるかという視点からの研究がほしいと思います。

筆者たちが診ている子どもたち、とくに小学三〜四年生の子どもの中に、今後よい方向に発達が進んで、ふつうの社会適応ができるのではと期待されるものが少なくありません。また、小学校高学年になって急に落ち着きがでて、言語能力も伸びてくる子どもがいます。臨床医としては、ただもって生まれた資質や、もともとの脳の障害の程度だけで予後が決まるのではなく、家庭、学校、治療の場など環境的要因などの影響を受ける可能性が強いのではないかと考えたいのです。しかし、まだそのことが客観的な調査によって、はっきりとは証明されていません。自閉症児の発達は、どのような要因の、どのようなからみ合いで進んでいくのかが、もっと明らかにされるべきだと考えます。

年長自閉症児の研究

次に、年長自閉症児についても不明な点が数多くあげられます。年長になった自閉症児は、幼少期の病態とかなり異なったものになることが明らかにされてきます。年長自閉症児は、医療政策、福祉行政のうえからひじょうに大きな問題となっていくのですが、臨床精神病学的な面からも、もっと検討されるべきものでしょう。前章でも触れたように十亀は、年長自閉症に残る特異な神経心理学的ハンディキャップを明らかにしていますが、はたしてそれが自閉症の基本的病態なのかについて、いろいろの角度からの吟味が必要なように思います。

基礎研究と臨床研究との結びつきの必要性

生物学的次元での研究や神経化学的な基礎研究についても、もっとデータが整理され、お互いに関連づけた討論が可能となるような見解が生まれてきてほしいと思います。自閉症とは単一疾患ではなく症候群であって、この病態と関連をもつであろうと思われる中枢神経の病変や機能異常も、同一なものではありません。少々のずれはあって当然かもしれません。

しかし、これまで明らかになった生物学的研究のデータはきわめてまちまちであって、まったく反対の所見さえ示されています。これはなにも自閉症研究だけに限られたことではなく、精神疾患における臨床的研究と基礎研究との関連性を見いだそうとするときに、必ず起こってくる宿命的課題かもしれませんが、自閉症という、ほかにはみられない特異な精神発達像を呈する子どもたちには、どこかで触れ合う共通点が生物学的レベルでも存在してよいのではないかと思うのです。

(2) 発達心理学に対する寄与

自閉症の病態把握や、それにかなった治療教育の方法が確立されるのが遅れているのは、精神発達のメカニズム、ことに母子関係の成立やことばの誕生に至るプロセスが、詳細にはわかっていなかったことにも起因しています。正常な子どもの発達の観察から生まれた発達心理学は、ごく自然な発達現象としてそれをとらえ、どのような条件が整ったときそれが可能になり、またどのような因子が阻害的に働くかについては、詳しくは分析されていなかったように思われます。ふつうの子どもの場合、母親に対しての微笑も、甘えも、親からの促しへの反応も、まねも、また発話さえも、あまりにも急ピッチで、また確かに育ってくるので、そのようなことを問題にする必要がなかったのかもしれません。

言語習得プロセスの解明

しかし、自閉症を理解し、治す手だてを考えていくには、そこのところが最も必要になってくるのです。今までの発達心理学から肝心のところを教えてもらえないとなると、自閉症児の発達をよく見きわめることによって、逆に子どもの発達のメカニズムはこういうものだということを知っていかねばなりません。ウイングは、自閉症の観察はこれまでわからなかった言語習得のプロセスを明らかにしうる可能性をもっていると述べていますが、発達心理学に対しても、ある寄与をなしうるのではないかと思われます。

子どもの発達を考え直す

現在、多くの方々が自閉症に関心をもち、ボランティア活動にも参加しています。その動機にはいろいろのものがありますが、子どもの発達を自閉症を通して考え直してみたいということも、多分に関係しているのではないかと思います。

(3) 学校教育における課題

統合教育と養護学校義務化の問題

まずは自閉症児はどのような教育環境で教育を受けるべきかという問題に触れなければなりません。自閉症といっても、発達のレベル、ことに知的発達のレベルによって教育の場は異なってくるでしょう。しかし、これまでは自閉症児はできるかぎり健康な子どもといっしょにして、そこでの刺激によって発達が起こることを期待しようとする視点から、統合教育の気運が高まってきました。

ところが、昭和五四年から実施された障害児全員就学によって、やや事情が異なってきました。それまで重篤な障害をもつ子どもは、受け入れる学校がないために就学猶予や免除を強いられていました。このような教育を受けられない子どもをなくすために、養護学校義務化の制度がつくられました。確かに、それまで教育を受けられなかった子どもたちに教育の機会が与えられたのですが、ふつうの子どもとの交流がない養護学校に入学しなくてはならないということにもなったのです。

養護学校だからこそ適切な指導を受けられる子どもも多いのですが、普通児との交流があった方がよいと考えられる子どもが、養護学校に入ったために、その機会がなくなってしまったのもまた事実です。現在は過渡期的な現象かもしれませんが、高まりかけてきた統合教育の気運がやや足踏み状態となっているように思われます。

学校での指導指針の問題

次に、自閉症児の教育にあたっている小学校の先生方の指導方針について、筆者がいだいた疑問を述べてみます。

自閉症児への教育は今や日本がいちばん熱心と思われます。自閉症児の教育に積極的関心をもち、また日常この子どもたちの指導に、なみなみならぬ努力を続けておられる先生方は日本全国に数多くおられます。毎夏、そのような先生方の研究発表大会が開かれ、一〇〇〇人以上の参会者があります。また、他の時期には各ブロックごとにも研究会が行われています。筆者がそこに参加して感じたのは、先生方の教育アプローチの方法がほとんど行動療法的なもので、心理療法的接近から入っていこうとする先生方は影が薄く、かなり批判の対象になっているということでした。

自閉症児をどうとらえるか、そしてどのような接近をするかは、それぞれの教師や治療者の自由な選択によって決められるべきもので、筆者がとやかくいうべき性質のものではないかもしれません。しかし、自閉症と呼ばれる子どもたちの全人間像は総合的にとらえ、接近していくべきものでしょう。あの方法がよくて、この方法は悪いというのではないはずです。あれもこれも、この子どもの発達によいと思うものはすべて取り入れていってよいのではないか、ということを先生方の討論を聞きながら痛感しました。

(4) 自閉症児の医療および福祉対策——とくに年長児について

幼児においても福祉対策が十分とはいえませんが、それでも障害児の通所施設はふえ、また多くの都市で障害福祉センターが設立され、そこでデイ・ケアが行われるなど、数年前と比べると著しい変化が起こってきつつあります。学童児についても、学校側の受け入れも変わってきたし、情緒障害児学級に通学できる機会もふえてきました。

年長児あるいは成人になった自閉症の福祉対策の立ち遅れ

それにひきかえ、依然として何ら行政的な福祉対策ができ上がっていないのが、年長自閉症、あるいは成人になった自閉症にどのような手を差し伸べるかという問題です。中学までは学校で受け入れてもらえます。最近は養護学校の高等部に入学できるものもふえて、一八歳までは学校教育の場で、訓練的な要素を兼ねた教育を受けることができるようになりました。

そこで社会的自立ができれば問題はないのですが、そのレベルまで達しえなかったものの方が多いのです。家庭が店や工場など自営業の場合、なんらかの仕事を分担してやれるものもいますが、よそに就職してきちんと適応するとなると困難が続出します。ほとんどのものが家庭でぶらぶらしている状態です。施設や病院に入らなくてはならない場合もふえてきます。それは、思春期に至って、さまざまな強迫症状やいらだち、かんしゃくが現れ、退行状態に陥るものがふえてくるからです。

社会適応を可能にするリハビリテーションの模索

これまでは、自閉症の療育にたずさわる人々は、幼児や学童期の自閉症をどうするかに追われてきました。あっというまに月日がたって、その子も思春期に、そして成人になってしまっていたのです。遅まきすぎるかもしれませんが、対応を真剣に考えなければなりません。まずは、大きくなった自閉症児に、社会適応を可能にするという目的でのリハビリテーションが模索されるべきでしょう。

成人になった自閉症を、思春期以降に発症した精神障害者、たとえば統合失調症のリハビリテーション通所施設(デイ・ケアと呼ばれている)で訓練したらどうかという考えもあります。筆者もそれを試みてみました。しかし、成人になった自閉症は、大きくなって精神病になった人とは障害の性質が違うため、同じベースでのリハビリテーションにのせられないのです。大人になって発症した病気をもつ人の方が、言語的交流も不自由なくとれるし、適応行動もスムーズで、自閉症の人が取り残されてしまうのです。

すると、幼児期から精神発達が障害されてきた人々(精神遅滞の人)の社会適応訓練の場の中に入れてもらって働きかけを受けるというのが、より現実的な方法ではないかと思います。そこでも自閉症の人は、より手がかかるし、積極的な指導を必要とするでしょう。それが実施されるような行政的な施策を要求していくべきではないかと考えます。

精神衛生運動の出発点

しかし、自閉症の人々や精神の障害に悩む人々がこの社会の中で生活していくには、最終的には、この社会に住む人々が障害をもつ人を理解し、受け入れようとする積極的な態度をいだくまでに変わってくれなければなりません。人間が一六〇億の神経細胞を適切に作動させ、幾多の環境的困難を乗り越え、いわゆるふつうに育っていくのは不思議なことです。その過程で足踏みしたり、横道にそれるようになった人がいても当然なことです。そういう人を含めて社会は成り立っているということを認識し合うことが必要です。たいへん難しいことですが、精神保健運動の出発点はそこにあるのではないでしょうか。

参考文献

(1) Ajuriaguerra, J. de et al.: Trouble de l'organisation et désorganisation intellectuelle chez les enfants psychotiques . La Psychiatrie de l'enfant, 12:309, 1969.

(2) 安藤春彦「自閉症児の入院治療—行動療法による食事・排泄の短期入院訓練」『季刊精神療法』五巻、一二三頁、一九七九年

(3) Bergés, J. et Lézine, I.: Test d' Imitation de Geste. Masson et Cie, Paris, 1963.

(4) Folstein, S. & Rutter, M.: A genetic study of 21 twin pairs. J. Child Psychol. Psychiat, 18: 297, 1977.

(5) 井上哲雄「身体像形成のための訓練—自閉症児への運動訓練的アプローチ」『教育と医学』二五巻、五二〇頁、一九七七年

(6) 井上哲雄、村田豊久「自閉症児のためのボランティアー・グループ」(村山、上里編)『講座心理療怯』第八巻、福村出版、一九七九年。

(7) Kanner, L.: Childhood Psychosis-Initial Studies and New Insight. John Wiley & Sons, New York, 1973.(十亀史郎他訳『幼児自閉症の研究』黎明書房、一九七八年)

(8) Kirk, S.A. & Kirk.W. :Psycholinguistic Learning Disabilities-Diagnosis and Remedication. University Illinois Press, 1972.(三木安正他訳『ITPAによる学習能力障害の診断と治療』日本文化科学社、一九七五年)

(9) 小林隆児、村田豊久「自閉症児療育キャンプの効果に関する一考察」『児童精神医学とその近接領域』一八巻、二二一頁、一九七七年

(10) Mahler, M. : Symbiosis and individuation. Psychoanal. Stud. Child., 29:89,1974.
(11) 村田豊久他「自閉症児の知能構造」『九州神経精神医学』二〇巻、二〇六頁、一九七四年
(12) 村田豊久他「ボランティア活動による自閉症児の集団治療―六年目をむかえた土曜学級の経過」『児童精神医学とその近接領域』一六巻、一五二頁、一九七五年
(13) 村田豊久「自閉症児の療育キャンプ」『季刊精神療法』五巻、一三二頁、一九七九年
(14) 武蔵野東教育研究所『自閉児のための生活療法（武蔵野東幼稚園の実践記録1）』たいまつ社、一九七六年
(15) 中川四郎「自閉症の精神療法」『臨床精神医学』七巻、九一三頁、一九七八年
(16) 中川四郎「自閉症」（内山喜久雄他編）『精神障害の治療と教育』三七―八八頁、岩崎学術出版社、一九七九年
(17) 中根　晃『自閉症研究』金剛出版、一九七八年
(18) 中根　晃「自閉症児の薬物療法」『臨床精神医学』七巻、九三一頁、一九七八年
(19) 中沢和子『イメージの誕生―〇歳からの行動観察』ＮＨＫブックス、一九七九年
(20) 名和顕子「自閉症の病態に関する研究――五二例の追跡観察結果から」『児童精神医学とその近接領域』二〇巻、二一四頁、一九七九年
(21) 西田博文「小児自閉症における同一性保持症状―ある自閉症児の親の記録を中心に」『精神神経学雑誌』七九巻、四一五頁、一九七七年
(22) 大隈紘子「自閉症に対するオペラント療法」『教育と医学』二一巻、三七頁、一九七三年
(23) Ornitz, E. M. : The modulation on sensory input and motor output in autistic children. J. Autism Childhood Sc., 4:197, 1974.

(24) Ornitz, E. M. & Ritvo, E. R. : The syndrome of autism-A critical review. Am. J. Psychiat., 133:609,1976.
(25) 太田昌孝他「自閉症の認知障害―知能と思考」『臨床精神医学』七巻、八九五頁、一九七八年
(26) Piggott, L. R. : Overview of selected research in autism. J. Autism Develop. Dis., 9:199,1979.
(27) Ritvo, E. R.(ed.) : Autism Diagnosis, Current Research and Management. Spectrum Pub. Inc., New York, 1976.
(28) Rutter, M. : Diagnosis and definition of childhood autism. J. Autism Develop. Dis., 9:139, 1979.
(29) 十亀史郎「自閉症年長児の症状と治療について―入院治療の現状とあり方」『臨床精神医学』七巻、九三七頁、一九七八年
(30) 梅津耕作編『自閉症児の行動療法』有斐閣、一九七五年
(31) Vayer, P.: Le Dialogue Corporel. Doin, Paris, 1973.
(32) 若林愼一郎「幼児自閉症の予後」『精神医学』二二巻、二四四頁、一九八〇年
(33) Wing, L. : Autistic Children :A. Guide for Parents. Constable, London, 1971.（中園康夫・久保紘章訳『自閉症児』川島書店、一九七五年）
(34) Wing, L.(ed.) : Early Childhood Autism: Crinical Educational and Social Aspects (Second Ed.). Pergamon Press, Oxford, 1976.（久保紘章・井上哲雄監訳『早期自閉症』星和書店、一九七七年）

補　章　中年期自閉症にとっての生涯発達

1　生涯発達ということについて

人は生まれてきたときから、老年期になって死を迎えるかまでのあいだ、わが身と環境との不断のかかわりのなかで、人間としての発達を続けていく。それは大昔から言い伝えられたことであるが、それを心理学的な発達論という体系にまとめたのはエリクソンの漸成発達（Epigenetic Development）理論である。

そこでは人間の一生はただ直線的に進んでいくのではなく、八つの発達段階があり、各発達段階の発達課題を達成しながら発達していくと説かれている。それらの発達段階、発達課題を順序だてて見きわめて人間の生涯の道程を見直そうというのが生涯発達という考えである。

この生涯発達という考えは、赤ちゃんがこれから送ることになる老年期までの発達の苦難の過程を想定したものではない。また老年期の人々のそれまでの道程を振り返って回顧的に組み立てられたものでもない。それは中年期の人々の心性についての検討から生まれてきた。人生の半ばの折り返し点に立つとそれまでの各人のさまざまな発達の過程がよくわかってくる。しかし、そこで人生は終わりではない、まだ三〇年の生きていかなければならない道程がある。自分の半生を振り返り、その上で残る三〇年をいかに生きるべきかを真剣に自問し、生涯発達の視点からの自分の生き方を模索する。残る人生を有意義に生きるためにはこれまでの生活構造を変え、違った人生経路をとることになる人もいる。

中年期心理学が生まれてきた背景もそこにある。そして中年期の心理的危機という概念が提起された。中年期の心理的危機をいかに乗り越えようと苦悩するか、またそれをあくまで回避し逃げ続けるような生き方をするか、あるいは何も感じないまま青年期の延長として中年期を送るか、さまざまな生き方があることがわかってきた。中年期の心理的危機をどう自覚するか、それにどう対処するかで、その人のそれからの生き様が決まり、中年期から老年期までの三〇年の各人の価値が評価されることになる。

中年期になってこのままの自分ではいけない、本当の自分を見出さなければ自分を達成できないと必死で模索した人に、哲学者「森有正」のことがよく引用される。過去の不安から逃れ、ただ今の平凡な生活を如何にか覆い隠しながら送ることにあくせくしている人に、夏目漱石の作品『門』の主人公「宗助」をあげる人も少なくない。中年期の生き方を「森有正」的とか、「宗助」的として分類してはあまりにもことを単純化していると気が引けるが、私があえてここまで書いてきたのは、中年期の自閉症者の生き方に「森有正」的だと感じ取ったことが少なくなかったからである。

2　中年期の自閉症者は今をどうとらえているのであろうか

私は長く自閉症の人々と治療者というか、同伴者、支援者としてかかわってきのであるが、彼らが自分の人生をどうとらえているかを真剣に考えてみることはなかった。失礼なことであったが、彼らも私たち一般人といわれる者と同じく、自分の過去を振り返り、それに基づいてこれからの自分の生き方を修正しようという自己認識をもっているとは思ったことがなかった。彼らは時間体験がうちに刻みこまれ、それを成長のよりどころとしているとは思えなかった。彼らの過去はただ体験の記憶、出来事の記憶であって、年月が経つのは年号が変わる、自分を含めて人々の年齢の数字が増えていくことであり、それを重要にし、こだわってもいると思っていた。彼らとの過去の思い出話もその線でのみすすめられていた。

実際に彼らの行動をみていると、今なすように定められたスケジュールをこなしていて、それがうまく行くか行かないかの満足感や不満感はもっても、自分が明日どうなるか、来年は変化するかということへの不安や希望をそれほど強くもっているとは考えられなかった。ましてや自分の幼児期から老年になるまでの生涯発達の視点が彼らに備えられていると思ったこともなかった。

自閉症の人々も私たちと同じく過去の体験を大切にうちにもっていて、その性質によって自分の今、そしてこれからを思案しているとおぼろげながら感じられるようになったのは、私が中年期の心理的危機をかろうじて潜り抜け、そして如何にかやっと後期高齢期にたどり着け、いささか余裕をもって自分の生涯を振り返ることができるようになってからである。そして私が幼児期から親近感をもってかかわってきた自閉症の人々が五〇歳に近い中年期となり、その人々と私とのかかわりや語らいの質も変わってきた。すると私がこれまで抱いてきた自閉症の方々への思い込みも少しずつ変わってきた。

『こころの科学』一七一号（二〇一三年九月刊）で、私も「中年期になった自閉症」という題で書かせてもらっているが、そこに記したように今もときどき会ったり、便りや電話しあったりで交流を続けている人が三〇人（男性二六人、女性四人）はいるが、その人々の今の社会適応状態をDSMのGAF的にとらえるとかなりの開きがあり、その状態はさまざまである。三〇人を大きく分けると、就労している人が一二人、作業所や就労継続支援所に通っている人が八人、いろいろの事情で今は入所施設やグループホームで生活している人が一〇人である。私との話し合いあいでも普通にコミュニケーションがとれいろいろ話し合える人もいるが、いまだ言葉が十分でなく会話ができない人や、話の内容が私の家族、孫たちの誕生日についての質問などだけになってしまう人もいる。本章ではC君とD君のことについて彼らの生涯発達におけるこれまでの経過、今の苦悩を記してみる。他の人々も同じく、自分の生涯についてのそれぞれの思いをもっていると考えるのだが、この二人とは今年（注：二〇一三年）になって仕事のこと、生活のことについてたびたび話し合って私もいろいろ考えさせられたからである。

3　瓦職人をやり抜こうとしているC君のこと

私が小学一年生のときから診てきたC君はもう四九歳となった。落ち着きがない、行動が荒々しい、いつも一人勝手にふるまうので友達に嫌われる、などで学校の担任の先生のすすめで私のもとに受診した。四三年前のことだった。私たちが行っていた土曜学級という自閉症児のための集団遊戯療法に参加してもらった。マイペースの振舞いもだんだんと目立たなくなり、皆と一緒に踊ったり、歌ったりできるようなった。言葉も伸びてよくしゃべるようになったが、状況と関係ないことばかりしゃべり続ける。土曜学級では愛嬌のある可愛い子どもと評価したが、学校ではこれでは困ると苦情が出た。自分のクラスが退屈になると二年生や三年生の教室に入り込んで授業の妨げになるような行動をとる。学校では土曜学級というところで療育を受けたせいだろうとみなされたので、定期的な受診は三年生でやめることになった。しかし母子ともときどき私の外来に来たいということで、年に数回はきまってやってきてくれた。そうしてできた縁が現在まで続いている。

C君は小学高学年になるとずいぶん落ち着き、先生の指示も理解でき皆と一緒の行動もとれるようになったが、会話がちぐはぐで勉強ももうひとつだということで、中学からは養護学校に転校した。高等部に進級すると全寮制だったので、親元を離れて生活した。そこでは生活指導、職業訓練が主だったが、すぐ適応し養護学校ではで出来がしらとなった。木工作業と左官の仕事のコースにいたので、卒業すると学校の世話で左官屋さんに就職した。正規の雇用というより丁稚奉公して仕事を覚えるという入職であった。

左官の仕事はそれほど器用とはいえず、てきぱきと捌くことが苦手なC君には向いてはいなかったが、三年経ち五年経つとどうにか一応のことはできるようになった。しかし住宅建築の工法がかわって漆喰い塗りの仕事は激減した。左官の親方も廃業したので、屋根瓦を葺いたり、張り替えたりしている工務店に日雇い職人として勤めることになった。C君は瓦職人の仕事も必死で覚えようとしていた。休まず働いた。少しずつ技能も身につけ、C君もこの仕事は自分に合っていると思うようになった。C君が瓦職人になって五年経ったころ、北部九州には大型台風が襲来し、いたるところで屋根瓦が吹き飛ばされた。それによって、瓦屋さんは三年ほど仕事がたんまりきてかなり潤った。C君もひと月に一五万円ほどの手当てをもらえていた。しかし間もなく不景気がやってきて、住宅建設は年々減り、C君は毎日でも仕事したいのに、週に四日仕事があればよいという現状となった。月収も七万円ほどとなった。金銭欲のないC君はそれほど気にかけず、そのうち家がどんどん建つ時代になると信じているようだった。

しかし四五歳になったころから仕事が来ないことが心配になってきているようだった。私がこの頃は台風も来ないしねと、ついつぶやいたところ、C君は急に表情が険しくなって、「台風はいかん、僕が苦労して貼った瓦が飛んだら困る」と抗議してきた。私は失言をわび、機嫌をとり直してもらうということもあった。

母親は真面目で仕事好きなC君がこのまま働けない瓦職人でよいかと心配し、このあたりで転職したらと思うようになっていた。C君に障害者手帳を取得させ、ハローワークにいって障害者雇用の制度での就労を依頼した。そこの担当の方もC君と面接して、清掃の仕事があっているのではと考え、いろいろと探してくれた。そしてJRの車庫に停車中の電車を掃除する仕事があると提案してくれた。給料はやや少なく一一万円だったが、勤務規定もあり、諸保険もついている。母親からも「先生もすすめてくれないか」と頼まれたので、私はC君に時代が変わり、建築工法も進んで瓦の仕事は先細りになるので、将来のことを考えるとこのJRの清掃の仕事の話にのったらどうかと話した。するとC君は、「僕は屋根を葺く仕事師で、床を拭く仕事は向いていない」と答えた。この件に関してもC君は頑固だった。私もC君の願い、想いを、少なくとも生涯発達という視点からは熟慮していなかったと反省した。

Ｃ君も自分の生涯がこのままずるずる終わってよいと考えているわけではない。彼の書架には〝公務員になりたい人のために〟という本があった。それを見た私はひどく身につまされた。彼も一度は自己達成感をもって仕事を成し遂げたいと思い続けてきたのであろう。いま人生の折り返し点の中年の真っ只中でこれからどう生きるかを苦悩していたのだと思う。彼の半生はほかの普通の生活体験をして人々に比べると、著しく制限された、狭い範囲での社会生活であり、世の社会経済的な移り変わりを感知しそれに自分を合わせていかねばならないことを教えられることもなかった。そして四五歳になって、急に現実の社会生活での危機に直面させられた。真面目に社会人として生きようとする彼には途轍もなく大きな心理的課題である。誰もがその時期での自己決定には時間をかけて考え、悩むことである。自閉症という障害を抱えて生きてきた中年期の人々には、私たちの想いめぐらすことのできないほどの困難であろう。また、中年期の自閉症の人々も私たちと同じように、いやそれ以上に中年期の発達課題をいかに乗り越え、自分にあった老年期をどう迎えるえるべきかを考え、悩んでいるのだということを思い知らされた。

4　チラシ配りのバイトを続けながら今後について悩んでいるＤ君

Ｄ君は五歳のときに初診した。四〇年前のことである。幼稚園で集団行動がとれない、話すこともちぐはぐでかかわりができない、ということだった。自閉的な子どもと考え、当時私たちがやっていた集団での心理体育療法にも入ってもらった。それは不器用児と呼ばれていた発達性失行の傾向のある子どもたちを対象としていたが、そこでもD君は目立つほど身体運動がぎこちなく、不器用だった。その動作、仕草が滑稽に見えることもあって、皆に笑われたがD君は気にかけず楽しそうに一緒に体操して、集団遊戯をやっていた。他の子どもによく話しかけるのだが、話題も唐突で、表現も奇異だったので、なかなか仲間に入れなかった。そのころ私はアスペルガーの記した自閉的精神病質の論文を読んで、D君はその典型例と考えた。そしてD君の診断をアスペルガー症候群とした。

一年ごとにD君はまとまった行動がとれるようになった。まごつきながらも対人関係も改善されていた。小学校では得意、不得意の科目はあったが、どうにかついていけるようになった。中学に上がるとき、D君自身が特殊学級（今の自立支援学級）に行きたいと述べたが、家族も学校の先生方も普通学級で行こうと本人を説得した。後で考えるとこの判断がまずかった。中学校ではD君は皆にからかわれ、いじめられ続けた。D君は明るさが失せ積極性にも乏しくなってきていた。中学二年時に父の転職、そして転居のため私のもとに通院ができなくなった。D君はそれまでの私とのかかわりを懐かしく思ってか、よく便りをくれ、時には電話して近況を知らせてきたが、学校が面白くない、うまくいかないという内容のものが多かった。高校は私立の実業高校の機械科に進んだ。そこではいじめもそれほどでなく、先生方もよく面倒をみてくれた。おとなしい真面目な生徒とみなされていたが、D君に特別な友達はなくいつも孤立気味だった。

実業高校を終えると、就職担当の先生の世話で小さな印刷工場に就職した。家内工業的なところで給料は安かったが、社長も奥さんもD君をよく世話してくれた。仕事もだんだんと覚えていった。D君もコツコツと休むことなく働いた。同年輩の職人はいなくて、圧迫感を感じることもなかった。ほとんど無駄遣いすることもなかったので貯金もできた。休日をもらって、海外ツアー旅行にも出かけた。ささやかな楽しみだった。ここに一八年間勤めた。このような規模の小企業の経営が難しくなったこと、社長が高齢になったなどことなどでD君が三七歳の時工場は閉業となり、D君は失職した。それからまた私に相談にやってきたり、電話をかけてくることが多くなった。

D君はハローワークの紹介でスーパーに臨時職員として働いた。商品を分別し、値段をつけていく仕事であったが、なれないことなどでよく間違った。上司に叱られてばかりとなった。無能呼ばわりもされた。同僚との関係もよくなかったようで、誰も手助けしてくれなかった。それでもがんばって二年は働いたが、離職勧告にあった。次に、運送会社、そして清掃会社に時間給の非正規雇用でつとめてが、D君は仕事ののみこみがわるい、てきぱきしない、職場の仲間との連携ができないといつも叱責をうけた。もう自分は他人と協調しながら同じ仕事をするのは向かないと思うようになった。そこで見つけたのが、チラシ配布のバイトだった。一枚二円三〇銭の手当てでチラシを二〇〇〇枚ほど配ると四五〇〇円になる。街頭で通行人に配布するより、団地やマンションのポストに入れて回ると二〇〇〇枚はできるという。そのコツを覚えて週に六日はその仕事をするようになった。チラシ配布を自分の家の近所でするのはD君には抵抗があったようで、支給交通費のギリギリの遠方まで行きその地区で配るので時間はかかる。大変な仕事であったが、D君は怒られ、同僚に気遣いする時間給の仕事よりましだと言っていた。それでも四年経ちD君も四五歳になると、毎日二〇〇〇枚を配る仕事は重労働で身体のあちこちも痛むようになった。ことに、今年は猛暑で昼間に重いチラシを抱えて歩きまわるのは苦しみとなった。

それを聞いた私はD君に障害者手帳を申請して、障害者雇用の制度での保障された職場で働いてみたらとすすめた。すぐよい職場がなくても、いまは就労移行支援の制度ができたので、そこで風向きが変わってくるのを待ってみたら話してみた。D君はそんなことはいやだ、それでは僕の人生の解決にならないと言い出した。D君は中学生をやり直したいのだといった。僕がずっとうまく行かないのは、中学校でみじめで苦しい日々を送ったからだという。それが尾を引いてこれまでの三〇年が台無しになった、僕がこれからの人生をきちんと生きるためには中学でのまともな生活を再体験しなければならない、それなくして先に進めないという意味の信念を述べた。私は驚いた。エリクソンの八つの漸成図式の四番目の学童期まで戻り、そこでの未達成の体験を取り戻さないと、自分の生涯発達を果たせないと主張していることになる。

D君が四五歳での中学生を急に言い出したのは、最近話題の、米倉涼子主演のテレビドラマ『35歳の高校生』（NTV系、二〇一三年）をみて刺激されてのことだったようだ。あれはドラマでのことだよ、中学校は義務教育だから二回は行けない、などと説明したが、D君はこうなったら頑固である。私の促しには耳をかたむけてくれない。就労継続支援事業をやっているところで、職業指導を通して青年期の自己同一性達成感を体験させてもらえないかと思うのだが、現実にはそれは至難なことと思えてため息をついている。

5　中年期の自閉症者の日常生活での行動や思い

中年期の自閉症の方々の生活ぶりに接して、いまさらながらこういう特性をもっていたのかと感心することが多い。

まずは、彼らは決められた生活行動の枠を踏み越えることはない。幼児期の彼らの振舞いからはまったく想像できないことだし、一〇年前の三〇歳代に時折見せた気まぐれ的行動も影を潜めてしまった。家族と暮らしている人も、施設で共同生活している人も、そこの生活慣例や取り決めが自然に身についている。なかには自分から進んで掃除や片付けを行い、自分の住む生活共同の場を整えようとする。それはやかましく教育されたとか指示されたというのでなく、自然に身についてきたように感じられる。四〇歳を過ぎるころから、他人との生活の場で守るべき価値行動規範を自分で少しずつ取り入れたと思わざるを得ない。

中年期になっても彼らは強い物欲をあらわすことはない。ケチというのではないが、かなり倹約家である。無駄なものは買わない。高価なものは見向きもしない。彼らがもらう給料や年金を使い切ることはないので、かなりの貯金は残っている。それも自分で管理するのでなく、家族、ふつう母親があずかっている。母親が将来のために積み立てていることが多いが、家庭の事情で他の家族に流用されても不満をしめすことはない、そんなものだと思っているようだ。

彼らは自分から同僚の家に遊びにいくとか、同じ施設にいる昔からの友人と外出することはない。

一人でいるほうが好きである。しかし、周りの人々に無視されるとか、仲間に入れてもらえないという状況はやはり淋しいのだということもわかった。就労している人の場合、その労働条件や職場の雰囲気はいろいろである。彼らにとって良い職場、居心地のよい職場とは、給料がよくて労務規定がしっかり定められているところではない。障害者就労の枠内で勤務しているところでは、きちんと正規の給料をもらえ、保険や休日保障もあるが、勤務時間外での同僚のあつまり、たとえば花見遠足、歓送迎の飲み会、カラオケ大会などには誘ってもらえないところが多い。同僚がそのことを話題に興じていても蚊帳の外である。しかし、非正規の安い時間給の事業所でも同じ職場で同じ仕事をしているのだからと、いつも誘ってもらえ、一緒に飲み食いして歌って楽しめるところが彼らは好きである。職場には皆より早く着き、周りを掃除して待つ。若い職員におじさんありがとうと言われる。そんなところには長く勤めたいと思っている。

休日はみなそれぞれに決まった楽しみごとをもっていて自分一人でやっている。決まったコースの外出をする。ショッピング・センターをみてまわる。本屋で一つだけスポーツ週刊誌や芸能雑誌を買う。そしてひいきの蕎麦屋かラーメン屋に寄って注文する。そのような行程の楽しみ方の人がほとんどである。

ちょっと変わった楽しみをもっている人もいる。彼は競馬が好きで毎土曜日に日本中央競馬会（JRA）主催のレースを見るため競馬場に行く。いつも決まったスタンドの同じ場所に座っているので、そこに行けば彼に会える。彼は馬のことにくわしい。そのレースに出ている各馬の過去の戦績を覚えていて、どういうレースが得意だったと知っている。馬によってはその父親馬、祖父馬の走りも記憶している。もう三〇年近く競馬に関心をもち続けて記憶を保持しているので並の知識ではない。彼にこのレースはどの馬が来るかなと聞いてもわからないとしか言わない。予想は述べない。もちろん彼は馬券を買ったことはない。ただじっとレースを見ていて結果をメモする。馬券を買うとその二五%はJRAに行き、残りの七五%を皆で分け合う仕組みなので買えば買うだけ損する。それを知っていながら皆馬券を買う。そしてちょっともうかったとか、大損したと言って喜んでいる。これは彼には理解できない不思議な行為であるに違いない。馬券は買わずに、買ったつもりでレースを楽しめたら言うことはないのだが、これが凡人はできない。それができるのはやはり自閉症の人だけがもつ能力によることだろう。

次に性欲や異性愛のことについて述べなくてはならないのだが、中年期の彼らの性の関心について正直なところよくわからない。二〇歳代の時は指導員の先生の胸を触ろうとしてとか、同じ職場の女性の方にじっと近づくというので問題になり、私も事情を聞いたり、注意をしたりしたことが何回もあったが、四〇歳を過ぎてそのような相談をうけなくなった。作業所で女性の先生に思慕の念を抱いていると思える人はいるが、皆それをほほえましく受け止めているというエピソードがあるぐらいである。まだ四〇歳代で異性への官能的な欲望は失せてしまったわけではないと思うのだが、それが行動化してくる心配はなくなっている。やはり年齢相応の自制の思慮が生まれてきたのだと考えている。

6　身体的な衰えの自覚、そして迫りくる死への思い

このような章立てをしたが、中年期の自閉症者にその兆しをみとめることは少ない。たしかに彼らは顔の皺もふえ、頭頂部は薄くなり、身体全体の動きがのろくなった。高血圧や糖尿病で治療を受けた人もいる。しかし自覚症状があってのことでない。検診で指摘され、服薬や食事療法を受けるようになった。そうなると、彼らは医師の指示はきちんと守る。服薬も忘れず、食事も塩分を減らし、糖分を制限している。言われた健康体操を続け、散歩も毎日やっている。だけど、それを怠ると生活習慣病がひどくなって、ひいては死期にも関係するなどとはまったく思っていないようだ。先生に言われたことなのでやっているという。

私がかかわりをもってきた中年期の三〇人の自閉症者のうち七人がこの数年の間に父親と死別した。どの父親も彼らをこよなくいつくしんでいた方々だったので、彼らの心的動揺を心配した。もう立ち上がれないほど落ち込んでしまうのではと憂慮した。ところが彼らは一時的には強い悲哀反応を見せたが、すぐに気持ちを取り戻した。葬儀でも遺族のなかで一番毅然としていて、立派な息子をもってと弔問の人々は口ぐせに述べたという。ある人は母親がひどく泣き続けていると、母ちゃんもう泣くな、俺が残っていると母親を励ましたという。それを私に報告してくれた母親はそれが嬉しかったと言ってまた泣いた。

昨年の一一月、父親を亡くした方から喪中の通知状がきた。丁寧な自筆の楷書で細かに書き綴られ

ていた。一般的な文面ではなく、父親の病状経過、死因、葬儀場名、参列者数などが記され、最後に僕は父の遺志を受け継ぎ母を支えて生きていきますという彼の覚悟も書いてあった。どの母親も父親との死別によって息子である彼らがしっかりしてきたと語った。彼らに父親との死別体験が人は死んでいかねばならないものだ、自分もそういう日がくると実感させるものであったと思う。

7 中年期の自閉症者が老年期になったときは

七〇年前、レオ・カナーやハンス・アスペルガーが論文を書いたときの事例はいまもう八〇歳近くになっている。その人たちについての報告を誰かが書いていないかと探したが見出せなかった。そこで、私がかかわっている中年期の自閉症者のこれからの二〇数年の発達に思いをはせながら、自閉症者の老い、高齢期ということを考えてみたい。

生涯発達という視点からは、自閉症はもっとも早期の発達段階から障害を背負い、そこに起因する発達のずれ、揺らぎを抱えながら、各発達段階を乗り越えようと苦労してきた人々である。そしてどうにか中年期まできたのが、これまで述べてきた自閉症の方々である。彼らのこれまでのことを振り返ると自閉症の生き方や特性が違った視点で理解できるのではないかと思う。しかし自閉症の人たちの生涯はここで終わりではない。いまは平均寿命が男性約八〇歳、女性約八六歳となった。中年期までの自閉症を語っただけではまだ道半ばである。すると、どうしても中年期の自閉症者がこれからどう変わっていく、どう発達していくかについて考えなければならない。

私がかかわって中年期の自閉症の人々は誰もたばこを吸わない、酒も飲まない。健康に良くないものは避けている。車の運転もしない。病気になったら医師の言いつけはきちんと守る。食事に気をつけている。過食はしない。夜は早く床に就き、早起きする。朝の体操や散歩もする。健康的生活の模範者である。テレビでスポーツ番組をみて楽しんでも勝った、負けたと興奮することはない。ドラマも静かに見ている。政治ニュースや国際政治や外交のことにもやきもきしない。そんなことでストレスを積もらすことはない。ただ、災害の報道やひどい犯罪事件のニュースには動揺する人が多いが、それも以前と比べると冷静に受け止められるようになった。こんなわけで彼らは中年期以降の生活習慣病への罹病確率は一般の人よりずっと低いと思う。きわめて元気な状態で老年期を迎えられるであろうし、平均寿命よりかなり長く生きるだろう。

彼らは普通の人より長い中年期から晩期高齢期をどう生きていくだろうか。自閉症者は早期幼児期からこの世界との交流がスムーズにいかない、まわりにうまく溶け込んで楽しみを共有できないという障害を背負い込んで、辛苦の体験の連続の半生を送ってきた人々である。やっと中年期になって普通の人々にほんのちょっぴり近づけたと思えるところまできた。中年期の自閉症の人々はもうこれ以上は悪くならないという思いでいるだろう。与えられた生活環境、生活条件のなかでこつこつとささやかに生きていく能力がしっかりと身についてしまった。ところが一般の人々は過去の恵まれた状況からの転換に戸惑う人も少なくない。仕事のこと、年金のこと、負債のこと、毎日の生活の不自由さについての不満はつきない。イライラして、嘆いたり、怒ったりの毎日を送っていく人が多い。中年期以降の自閉症の人々の生き方とはかけ離れていく。生活習慣病や体のあちこちの痛みを訴えての病院通いに忙しい。そのうえ、認知症の兆しがでて精神生活面での困難を抱えるひとも出てくる。どうも安寧な老後とはいえない。

ここでやっと、自閉症の人々と一般の人々とは同じ地平線にたっての生活体験をもつようになる。自閉症者の中年期までの半生は一般人とくらべ、著しく負の部分の多いものだった。中年期以降もそれが続き、ますます格差が広がっていくとしたら、あまりに不公平な運命を自閉症者は与えられたことになる。そうではない筈だ。これまで述べてきたように、中年期以降の生涯は自閉症者が一般の人々と変わらないものになりつつある。生涯前半の不利が生涯後半で取り戻せると思いたい。自閉症者の発達についての検討、自閉症とは何かという論議かは、あと二〇年、三〇年経って正しい答えが出るのではと考える。

（初出『そだちの科学』二一号、九九―一〇六頁、二〇一三年）

解説にかえて――村田先生との夕べ

滝川一廣

五月末（注：二〇〇九年）、梅雨の走りを思わせる雨のなかを新幹線で下関に出かけた。遊戯療法学会が下関で開かれ、そのワークショップで「遊びと発達」の話をしたり研究の発表を聴いたりするためだったけれども、ほかにも楽しみがあった。学会で私の役割が終わったあとの夕べ、村田豊久先生と一献傾けることになっていたのである。

本誌（注：『教育と医学』）の長年の読者ならご存じのとおり、村田先生は「教育と医学の会」の会長を昨年まで務めてこられた方で、実はこの連載（注：「こころの四季」）も先生の強いお勧めあってのことだった。村田先生は北九州市の小倉で子どものケアを中心としたメンタルクリニックを開業しておられる（注：当時）。その日の診療を済ませて小倉から来てくださった先生と、もう雨の上がった港町の居酒屋さんで地酒と獲れたての魚。楽しい夕べだった。

村田先生のお仕事に初めて接したのは『自閉症』（医歯薬出版。注：本書のこと）という小さな本だった。初版は一九八〇年。私が手にしたのは八四年のことで、大学から名古屋市児童福祉センターに移って児童の臨床に専念するようになってからである。

このころ、私は問題にぶつかっていた。欧米では六〇年代末から七〇年代、わが国では七〇年代初めから八〇年代、英国の児童精神医学者、マイケル・ラターの自閉症学説が学界を席巻していた。問題とは、その学説が、私には腑に落ちなかったことである。

「自閉症」と呼ばれる子どもたちを見出した児童精神医学者レオ・カナーのその最初の論文は「情動的交流の自閉的障害　Autistic disturbances of affective contact」（一九四三）というタイトルだった。この子どもたちは社会的・対人的な関わりに深い困難性（自閉）を、それも乳幼児期から始まる情動的な交流の困難性をおそらくは生来的に抱えており、それがこの障害の本態だとカナーは考えたのである。そしてオウム返しをはじめとする特徴的な言語コミュニケーションの困難性は、この対人交流の障害から二次的に派生するものだろう、と。対人交流に大きな障害があれば言語交流にも障害が生じてふしぎはないからだ。これがカナーの考えの基本線だった。

この基本線のうえで、自閉症とは、もしかしたら乳幼児期に発病した統合失調症かもしれない、早期発病のため後天的・環境的な要因による修飾が加わっていないその「純粋培養例」なのではないかといった推測や、自分の診た自閉症児の親たちには共通した性格特徴がみられたという経験事実（ただし、それが自閉症の「原因」のはずはないとつけ加えるのを忘れなかった）をカナーは述べている。

これに対して、ラターの学説はこの基本線を真っ向から覆すもので、次のような説だった。

自閉症の本態は、社会的・対人的な関わりの困難性（自閉）にあるのではない。言語コミュニケーションの独特な困難性のほうが自閉症の根本的な症状で、社会的・対人的な関わりの困難はその結果生じる二次的な症状にすぎない。言語交流の困難を主症状とする近縁的な障害に発達性言語障害（発達性失語）がある。それに対して自閉症は単に言語レベルの障害ではなく、言語能力のさらに根底にある知的能力レベルでの障害、すなわち「認知欠陥 cognitive deficit」をもっている。これこそが自閉症の本態にちがいない。ラターは、その認知欠陥として「概念形成能力」ないし「抽象能力」の障害を挙げた。この子どもたちの知能検査を調べると、この能力を反映すると想定される課題の得点が、他の課題に較べて目立って落ち込んでいるからである。

以上がラター説の基本線で、この基本線の延長上で、自閉症は概念形成や抽象能力にあずかる脳の領域のなんらかの生物学的な異常に基づく発達的な障害だとする仮説が引き出される。このラターの学説はわが国では「言語・認知障害説」あるいは「認知障害説」と呼ばれるようになった。この説は中根晃先生の『自閉症研究』（金剛出版、一九七八）で「コペルニクス的転回」と称揚されるなど、わが国でもこぞって受け入れられていった。

けれども、私には大勢に背を向ける性癖が潜んでいるみたいで、ラターの説がこころに落ちなかった。どこでひっかかったのだろうか。例えば、言語の障害が一次的で社会性の障害は二次的だとする根拠として、ラターは自閉症児も成長につれて社会性はそれなりに伸びてくるのに言語は改善しないという追跡調査のデータを示している。しかし、このデータが正しいとすれば、ラターの主張は論理的にさかさまの気がした。社会性の障害が言語障害から二次的に生み出されるものであれば、言語障害の改善がないうちに社会性の障害が先に改善するのは理屈に合わない。このデータは、むしろ、社会性の障害のほうが先にあることを示唆するのではなかろうか。

もうひとつ疑問だったのは、知能検査の読みだった。自閉症の子どもたちにWISCという知能検査を行い、一人ひとりの個人差はおいて、大人数で平均してみると、ラターの指摘どおり、「一般理解」や「絵画配列」と呼ばれる検査課題で大きな得点の落ち込みが認められる。これは確かに発見である。しかし、それをもって自閉症特有の「認知欠陥」として、そこに自閉症の本態を見るのはおかしい。なぜなら、知的障害の子どもたちもやはり「一般理解」「絵画配列」の得点は低いからである。ただ、それ以外の諸課題の得点も同じく低いため、特異的な落ち込みと見えないにすぎない。もし、この得点の落ち込み（低さ）が概念形成や抽象能力の障害のあらわれでそれが自閉症の本態ならば、知的障害の人たちもみな自閉症のはずではなかろうか。

言語・認知障害説には、筋道を通して考えるかぎり、無理があると思われた。とはいえ、では自分なりの答えが見つかるだろうか。それが私のぶつかっていた問題だった。

この時代、ラター学説によって自閉症はついに科学的に解き明かされつつあるという盛り上がりのなかで、そうでない説を世や親たちを惑わせる非科学的な謬説として批判しよう、という空気が生まれた。一九八二年、児童青年精神医学会の学会誌で「問題のある小児自閉症関連図書についての書評」という批判特集が組まれたのが、その端的な例だった。書評のかたちをとった学会による組織的な批判である。読んで浮かない気分になったのを覚えている。批判の妥当性はともかく、次のようなところである。

ティンバーゲン『自閉症・文明社会への動物行動学的アプローチ』への書評では「もしこれがノー

ベル賞受賞者というような権威のある位地からなされたものでなかったとしたら、人々はいまさらこのような問題に意を用いることはなかったであろう」というショップラーの批判に尽きると述べられる。岩佐京子『テレビに子守りをさせないで』は「この本は『専門家が自閉症とテレビとの関係をやさしく解説した』と一般にはうけとめられるたぐいの本であろう。解説書は（中略）専門的知識と実践に裏打ちされたものでものでなければなるまい。後者（注：専門的知識や実践）については一般の読者にそれをみきわめる能力を要求するのは筋ちがいであって、もっぱら執筆者の良心と良識にゆだねられるべきものである。本書の著者には、やはりこの点が不足しているといわざるをえない」と批判される。河添邦俊『障害児の育つみちすじ』に対しては「氏は国立大学の教官であるが、その立場でこのようなドグマ的な演説を広めることは、まことに問題であるといわねばならない」。飯野節夫『自閉症は治せる』へは「まして、祈祷師、民間療法の類ならともかく、東大出の肩書きを誇示した国立大学の現職教授の著だとなると、問題は一層深刻のように思う」。

これらの評言から自覚されざる権威主義が透けてみえないだろうか。一般の読者や親たちは専門的知識もなくみきわめる能力もなく、ノーベル賞受賞者とか東大出とか国立大学教授といった肩書きにだまされて藁にもすがる思いで謬説を信じてしまうから「我々児童精神医学の専門家」が謬説を批判して「正しい啓蒙」をするのだという姿勢なのである（今流の言い方をすればずいぶん「上から目線」ではなかろうか）。ロンドン大学教授で児童精神医学の第一人者とされるラターの研究成果を疑問なしに受け入れている児童精神医学の専門家たちみずからの姿はどうか、とひそかに気になった。

しかも、こうした空気は自閉症について自由に考えたりものを言ったりするのをためらわせる雰囲気を作りだしたと思う。とりわけ、社会性や対人関係、情動的交流の視点から自閉症を検討する試みは、それだけで原因を親に求める「心因論」かのように斥けられるようになった。自閉症が脳障害による認知欠陥なのはもはや明らかで、「いまさらこのような問題に意を用いることはない」とばかりに。学界的な大きな背景として、六〇年代まで米国精神医学をリードしてきた精神分析学の手から生物医学の手に精神医学の主導権を取り戻さんとする七〇年代以降の強い潮流があった。ラター説はその潮流に乗ったがゆえに充分な検討もなしに広められていったのかもしれない。

児童福祉センターの書棚にみつけた村田先生の『自閉症』を開いたのは、こうしたさなかだった。平易にコンパクトに書かれているけれども、単なる入門書や啓蒙書ではなかった。著者自身の臨床経験とそこから培われた考えが控えめに、しかし、きちんと語られた本だった。例えば、ラターの言語・認知障害説を簡潔に解説したうえで、こう述べられる。

「しかし、自閉症をことばの障害、すなわち発達性失語（注：発達性言語障害の旧称）の特殊な病像として理解することにも無理があると思われるのです。縦断的にみると、言語構造の面でも自閉症には自閉症特異な障害が残るのです。となると、ことばはどうして生じてくるのかという問題にたち戻って検討しなくてはなりません。そのことは、人間の精神発達そのものを考え直すということになってしまいます。自閉症はある特定の機能（たとえそれが言語という重要なものであっても）の分析検討という作業のみでは、明らかにできない性質のものであることを教えてくれるのです。」

やわらかな言いまわしだけれど、ラターの研究方法への根本的な批判だと私は思った。精神発達全体のパースペクティブから障害のあり方を検討するのではなく、なんらかの特定の（つまり局在的な）精神機能ないし脳機能の欠陥として理解しようとするところに無理があるのだ、と。第1章が「子どもの精神発達の特徴と自閉症」で、子どもの発達のプロセスを押さえるところから書き起こされているのがこの本の大きな特色だった。子どもの成長の歩みがたえず視野におかれている。

ラターが自説の大きな根拠とした知能検査の特徴、「一般理解」「絵画配列」の落ち込みについても述べられており、これには目を開かせられた。

「絵画の配列の問題の一例は図4に示したとおりです。時間的継起によって起こる現象を、時間的因果関係に基づき、その順序を考えなければなりません。また、自分と他人との関係、この社会でとる行動様式のあり方を問われています。それらを考える能力が、まだこの子どもたちには育っていないとみなさざるをえません。」

そうなんだ。「自分と他人との関係」「この社会でとる行動様式」が理解できていなければ、この課題への正答はむずかしい。自閉症の子どもたちがほかの課題では得点できながら絵画配列で大きく落ち込むのは、ここがまだ育っていないためだと、小膝を打つ思いがした。つまり、ラターが考えたような言語・認知の障害のあらわれではなく、社会性の障害のあらわれだったのである。「一般理解」

も、いわゆる社会常識を問う課題である。ラターは知能検査結果の分析にあたって、その検査課題に正答するには具体的にどんな条件が必要かを考えないで、「概念形成」とか「抽象能力」とか、ある特定の機能の存在を抽象的に仮定して、その欠陥と性急に結論づけてしまったと言える。

この小さな本に私はずいぶん元気づけられた。また精神発達の流れのなかで、そのおくれとして自閉症をはじめ発達障害をとらえる発想の土台を得たと思う。また、このころ自閉症が語られるつど枕詞のように言及された心因論への批判をめぐり、村田先生は「心因論として親子関係を考えるとなると、やはり無理がある」と同意する一方、「心理的な原因で起ったものではないが、この子たちに必要なのは心理的な触れ合いであることにはかわりないはず」と釘をさしている。これも同感の意を強くもった。

今読めば何でもない指摘にみえるけれど、『自閉症研究』に寄せた島薗安雄教授の序言、「本書は心理学的な自閉症物語ではなく、まさに医学的自閉症論ということができる」に窺われるごとく、自閉症について「心理的な触れ合い」などと語るのは科学ではないお話だという眼差しの強かった時代にこれは書かれている。

ラターは英国の実証主義の伝統に立ち、精力的な調査や検査で集積した実証データに基づいて初めて理論を立てる誠実な研究者だと思う。その誠実さは嫌いでない。「実証を重んじ思弁を排す」をモットーとしていた。ただ、自閉症研究ではモットーが裏目となって、データの実証性は高くてもそのデータを考察する思弁が拙な過ぎた気がする。ラターの仕事には、楽譜に忠実でタッチも堅実だけれどインスピレーションにいささか欠けたピアニストの曲の趣が感じられる。

これに対してカナーのタッチはヴィヴィッドである。最初の論文では、統合失調症の謎を解く鍵を手にしたのではないかの心躍りが伝わってくる。カナーは実証主義者ではなく、真の経験主義者だったと思う。経験を生かしきるだけの観察力とそれを整理できる分析力をもち、経験事実を生き生きと記述したのが、カナーの研究である。理論より経験を重んじ、理論的な学説を正面に立てるのは用心深く避けた。家族の共通特徴を強調したことでは、家族への偏見や親に原因を求める心因論を招いたと後に批判される。けれども、自分の見た家族には一致してそれが観察された経験事実を、経験主義者カナーは経験のままに記述したのだろう。あまりに一致していたため、カナー自身、母集団に偏りがあるのではと怪しみカルテを無作為抽出して調べたが、偏りは見出せなかったとの話を聞いたことがある（論文にあるかどうか未確認）。先にも触れたように、だからといってそれが自閉症の原因ではないと明記して心因論は否定していた。

村田豊久先生のお仕事はといえば、子どもと歩んでいる雰囲気というか、生活の匂いがする。発達的視点の重視は、フランスで学ばれたワロンをふまえた神経心理学的発達論が学的バックボーンとなっていようが、それ以上に日々子どもたちの暮らしを見守りながら触れ合いを続けてきた臨床体験がおのずとそちらに向かわせたのだろう。これは真の生活臨床といってよい姿で、子どもを生活的にとらえてゆけば、障害があろうとなかろうと、そこには成長（発達）の歩みがあり、それをいかに支えるかに私たちの課題がある。

その夕べ、村田先生は本連載の先回（第五回「遊んべえ」）にご感想をくださり、滝川さんは幸せな子ども時代だったのですね、としみじみと言われた。いえ、それほどでも……とお答えしようとしてはっと言葉をのんだ。先生は私よりひと回り年上で、あの大戦のさなかに子ども時代を過ごしておられる。遊びどころではない、子どもの子どもとしての生活の失われた時代だったにちがいない。

なぜ、村田先生の臨床には、子どもの生活と体験世界への優しい見守りと支援の姿勢が貫かれているのか、温厚さのうちに一点ゆずらない勁《つよ》い芯が秘められているのか、それがわかった気がしたのである。

（『教育と医学』連載「こころの四季」二〇〇九年八月号より一部手を入れて転載）

新訂版・あとがき

一九八〇年の『自閉症』で述べたことと基本的にはいまも同じ考えですし、この方針で自閉症の方がたとかかわってきました。しかし三六年が経つといろいろの学説が出てきてさまざまな立場からの臨床、教育、研究が進められてきました。私の記したこととはかなり違っているものも少なくありません。私が三六年前に抱いていた考えもいくらか修正する、あるいは補足する必要も生じてきました。それに加えて私がこの本で対象と子どもたちは年々成長して、今はもう四〇歳後半から五〇歳前半の中年期の人びととなりました。この方がたとの長年の付き合いのなかで、自閉症の人はこういう気持ちでいたのだとか、こんな考えをもつに至ったのかを思い知らされました。新しい発見の連続でした。こういう素晴らしい能力をもっていたのかと感心したことも、この年になってもまだこんなこともできないのかといささかがっかりしたこともありました。そのような数々の学習や体験から得たことを、このあとがきで追記として述べさせていただきます。

1　子どもの精神発達の特徴と自閉症について

赤ちゃんの発達の様相がちょっと心配だと受診してきた時、生まれてからの生育の状況、特に精神発達の経過を詳しく聞いていきます。また、最近は一歳半健診を行う市町村が増えてきましたが、その際も新生児期の泣き方、哺乳時の様子、抱きかかえてあやすときの感情反応、二ヵ月から三ヵ月に起こるお母さんへの微笑の様子などから、お母さんとの関係の成立が安定したものであったかを確かめます。次いで六ヵ月、九ヵ月、一歳、一歳二ヵ月ごろまでのことを、本書でも記してあるような順序で母子の心理的関係が深まってきていたかを聞いていきます。

本書ではふれていませんでしたが、最近とみに重要な発達の指標とされてきたのは、「共同注視」の現象が一歳から一歳半にかけて起こってきたかどうかということです。それはお母さんと赤ちゃんが同時にあるものを一緒に自然と見てしまっていて、二人ともそのことをとてもうれしく思うという共同の体験です。お母さんが飛んでいる蝶ちょを見つけてあれよと赤ちゃんに指さすと、赤ちゃんはすぐにわかって興味深く見つけます。また赤ちゃんが犬の歩いているのを見てあっと指さしお母さんにも注目してもらおうとします。お母さんもわかって、そうね、可愛いね、よく気づいたねと褒めてやります。そのようなお母さんとのふれあいがとてもうれしく、赤ちゃんは次々にお母さんと一緒に変わったものを見つけ指さし合い楽しみます。そして母子の関係はさらに深まっていきます。大神英裕氏は福岡県糸島市における同年齢幼児の発達様相を長年追って調べ報告（コホート研究）していますが、この「共同注視」が発達障害かどうかの判定にとりわけ重要であったと指摘しています。

子どもが歩き始めるのは、多くの場合一歳二ヵ月から一歳半にかけてです。歩き始めると母親も周りの人びとも、とてもうれしくなって赤ちゃんに声援を送ります。赤ちゃんはそれがわかるとより懸命に歩こうとします。赤ちゃんが歩くというのは、ここからあそこまでの身体移動行為ではなく、お母さんや皆の期待を背負っての、周りの世界への入り込みの試みと理解できます。私は一歳半ごろの子どもの歩き方を重要視するようになりました。子どもの歩きをじっと見ていると、私も気持ちがその歩きと同調できます。僕の歩きを見ていてよ、うまいだろうと訴えているように感じられます。しかし、ときどき自分だけの世界を自分一人で動きまわっているとしか思えないような子どもがいます。そのような子どもに出会うと、私はこの子はまだ母親との関係がうすく、周りの世界によく溶け込んでいないのではと感じてしまいます。

本書でも指摘したこと、そしてこの追記の特徴が目立つ子どもには一歳半の健診のあと、母親や家族の要望があったら母子療育活動への参加をすすめることにしています。

本書でも述べたように、一歳までは変わったところはなかった、一歳半を過ぎたころからどうも表情や動作が乏しくなって、家族への感情反応が変わってきたという子どもがいます。一歳半から二歳半にかけての精神発達が足踏みしている、あるいは退行してきたと見なされる子どもたちです。一歳半から二歳半までの精神発達のプロセスはマーラーのいう「分離個別化の過程」に当たり、それまでの母親との関係ができ上がり母親を通じて周りの世界を感じ取っていく過程に劣らず、とても重要な時期と考えられるようになりました。しかしこの期間に子どもにどのような内的変化が起こり、母親や周りの人びととの関係がうまくいかなくなるのかは、よくわかっていないと言えます。言葉が誕生するときでもありますので、言語発達の心理的、神経心理学的過程ともあい重なった、とても複雑な心身相関の微妙な絡みあいの病理が背景にあると考えます。大多数の子どもはこの期間を何もなかったようにさっと乗り越えていくのに、ごく少数の子どもがここでつまずき、自閉症と呼ばれる発達の障害を引きずるようになるのか、不思議でなりません。自閉症の研究や臨床にたずさわる人はこの謎に迫ろうと挑戦してきたともいえるのですが、いまだ解決の糸口が見つかっていません。

自閉症の臨床家の仕事としては、できるだけ早くこの段階でのつまずきを見つけ、母子への治療的働きかけや療育、支援を始めることでしょう。この段階をクリアーできた指標としては「交替遊び」が挙げられます。この交替遊びとは、お母さんが子どもにボールをとってねと言って転ばすと、子どもがそれをわかりきちんと受け止める、そしてお母さんが返してと語りかけると、母親のそのボールを転ばして母に戻すというゲームです。母が投げるときは自分が受ける、自分が投げたら母が受ける、役割が交替しうるということを理解できるようになってきたのです。それは自分と母親は深い関係であっても、別々の存在であることを事実として認識でき、その状況での関係を楽しめるようになったことです。一歳半すぎから発達が揺らいできた子どもは、「交替遊び」に見る母子の関係があいまいのままで、動揺から逃れるように関係を閉ざしたと見なすことができます。

一歳半健診で自閉症の疑いがあると言われたが、二歳近くになっても良い変化が起こってこないということで、地域の子ども発達支援センターで母子集団療育を受ける方がたが増えてきました。一年経ち、二年経ち、子どもが五歳をすぎる頃には著しく改善され、どこがおかしかったのかと思われることも少なくありません。「交替遊び」もしっかりと、楽しんでやれるようになってきました。

しかし、一歳半から二歳半までの期間に、いわゆる分離個別化の過程である子どもたちがどうして自閉症になるのかということはやはりわかりません。ただ、遅まきながらもこの過程でのプロセスの揺らぎを回復できるように働きかけると、かなり有効であることは確かです。母子を元気づけようとする集団療育の中で母が、そして子どもが安定し、周りの治療的な雰囲気が少しずつ子どもにも内的な変化をもたらしたと考えるのですが、それがどういうメカニズムによるものかは未知のままです。疑問をもって取り組んでも、その疑問はわからずじまいでも良い方向への変化がおこるのなら、それでいいのだろう、臨床とはそのようなものだろうといつも思っています。

2　自閉症の症候学と診断について

本書の第2章で私はカナーの症候論と診断基準について説明し、あえてアスペルガーのことには触れませんでした。当時もカナーとアスペルガーを対峙させ、どちらの提唱がより自閉症というべきかという論争が続いていました。私は小異はあっても、どちらも自閉症という診断範疇で理解できるものだし、日本の精神科医がほぼ踏襲してきたカナーの提唱を取り入れたほうが混乱しないですむと考えたからです。しかし、本書が出版された一九八〇年のちょっと後から、まずイギリスや北欧でアスペルガーの再評価がおこって、それが日本にも再輸入されてきて、アスペルガーを重要視する人が増えてきました。同じような事例でも、ある人は「自閉症」と呼び、ある人は「アスペルガー症候群」と呼ぶ奇妙な現象がおこっていました。診断という問題に追記することになったので、カナーとアスペルガーについて私の考えを述べてみます。

周知のように、それまで記載されたことのない症候学的特徴をしめす子どもたちがいることを、一九四二年にアメリカのレオ・カナーが早期幼児自閉症という診断名で、一九四三年にウィーンのハンス・アスペルガーが自閉的精神病質という病名で報告しました。ほぼ同時に、第二次世界大戦で互いに戦っている両国の学者が、ほぼ似通った子どもたちについて発表したのでした。戦後しばらく経って、カナーのもとに留学した精神科医の牧田清志が、またアスペルガーのもとに学んだ小児科医の平井信義が、それぞれ早期幼児自閉症と自閉的精神病質の概念を持ち帰り、日本でその普及に努めました。私たちは早くから両者に精通することになりましたが、二つのどちらがより本物かというような論争が学会で起こってきました。一九六五年の日本児童精神医学会総会にアスペルガー教授が招へいされ、自閉症についての特別講演をしました。それは自閉症といってもさまざまだから、カナー型自閉症とアスペルガー型自閉症があるとして診ていったらどうかという趣旨のものでした。なんとなくわかったような、またどうもわかりにくくもある話でした。日本ではどちらもほぼ同じ子どもたちであると皆がみなして、「自閉症」という共通概念で理解していくようになってきました。

ところが一五年たって、前述したようにアスペルガー症候群の診断名がヨーロッパから入ってきました。この診断名をWHOがとりあげ、ICD－9に掲載したこともあって、日本ではアスペルガーの名前がもてはやされるようになりました。それは医学の領域にとどまらず一般にも普及し、ちょっと風変わりで生真面目な人を「アスペちゃん」と呼ぶ風習さえ生まれてきたことはご存知のとおりです。

ところがまた気運が変わってきました。先年、DSM－5が刊行され、日本版も出版されました。DSM－5は急速に広がっています。そこでは、「自閉症スペクトラム」の診断名のもとに、かっての早期幼児自閉症も自閉的精神病質（アスペルガー症候群）もまとめて組み入れられることになりました。それは日本の精神科医が五〇年前に臨床的な有効性から自閉症と呼ぶようになった概念を取り入れたともいえるものです。自閉症の臨床や支援活動は日本が最もさかんなので、当然の帰結ともいえましょう。私の『自閉症』がまた陽の目を見ることができたのも、そのお蔭ともいえるのかもしれません。

自閉症の病態像は三六年前と比べても、変わってきました。カナーやアスペルガーの論文で見るような事例に遭遇することはまれとなりました。軽症化したとも言えます。自閉症の症候論の中では極めて特徴的なものとされた言語症状、特に遅延性反響言語や主客の転倒などの病態をみることも少なくなってきました。三歳になるとどどんしゃべりだし、イントネーション、抑揚、音調も不自然さを全く感じさせない子どももいます。そのような子どもでも、その話をじっと聞いていると、やはり自分の感じること、自分の思うことを、自分だけのために語っていると思わざるをえないことが少なくありません。

一例をあげてみます。二歳まではただ勝手に走り回るだけで、他人の呼びかけに全く応じようとしない男児がいました。その子が二歳半ごろから少し言葉をしゃべり出しました。三歳になると会話もできるようになって、おしゃべりになりました。この子が三歳半の時、田中ビネー・テストをやってみました。さっとできる問題も、ちぐはぐな解答をすることもあります。目はどんなところと聞くと、「目は逆さまつ毛になったら痛いよ」と答えました。次いで耳はどんなところときいたら、「耳に水がはいるとトントンしないといけないよ」という返事がかえってきました。私はびっくりしましたが、よく考えると本児の言うとおりです。目は見るところ、耳は聞くところというのは世間で一般的に言われていることで、他人に伝えるための言葉での表現です。自分にとっての感覚的な目は逆さまつ毛の不快感であり、耳は水が入ったら困るところです。その捉え方こそ原初的で、まさに自閉的といえます。ブロイラーに始まる精神病理学的な自閉の意味は、自分の中に生じてくる生理的な感覚・知覚を大切にして、そのナマの感覚的印象に基づき世界を捉えることだと説明されてきました。そして自閉症は、周りとの関係に気遣い、周りの人びとが捉えている捉え方に置き換え、共通の概念、抽象にそって考えるのがとても苦手な子どもということになります。

この現象を発達という視点から見ると、マーラーのいう生理的自閉相での感覚優位の体制がかなり長く続いているということです。生まれたばかりの赤ちゃんは自分の身体内部感覚だけがたよりです。その感覚と反射行動によって生存している赤ちゃんが母親にあやされ、抱きかかえられていく過程で、少しずつ母親や周りの世界を知覚し、母親をとおして世の慣習を取り入れ、言葉の誕生という段階まで至るのですが、それがスムーズにさっと達成される子どももいれば、感覚的印象に基づいての判断、行動がしばらく続いていく子どもがいます。極端に引きずっている子どもは自閉症ということになります。

診断基準にまつわる問題として、本来の中心課題であった「自閉」ということは置き去りにされた感が否めません。操作的診断方法といわれるＤＳＭ－５では自閉症スペクトラムの症状が箇条的に列記されていて、それぞれを程度で採点し合計何点あったらよいという方法です。カナーも、アスペルガーも、特異な発達をしつつある子どもたちを長期間にわたって治療をつづけながら観察し、やはりこの子どもたちの対人関係や周りの世界とのかかわりのありようが特異的なものであり、それは自閉という言葉で象徴される特徴をもつという臨床的確信の末に診断されたものです。カナーは理解しやすくする説明として五つの項目に分けましたが、その背景には全体像の把握があったのです。ＤＳＭ

−5の箇条的列記とは基本的に違っていると私は思うのです。DSM−5はすべてを包括した自閉症スペクトラムという診断概念を提唱したという点では評価できるのですが、症候論を細部まで箇条的列記によって記載したために、自閉という病理性の理解が重要視されなくなっているように感じます。

さらに、DSM−5に見る自閉症の症候学は五歳、六歳まで未治療で、そのままにされていた子どもを対象にしていると思います。今はかなりの地域で、早期からの療育が始められるようになっています。多くの子どもが良い発達を歩み始め、五歳になるとDSM−5の診断基準は、痕跡はあるにしても該当しなくなった子どもが少なくありません。するど、もう自閉症ではなくなっているということになります。私は、早期に障害を見つけ、早期から治療するという臨床の視点からは、二歳時点での症候学、三歳時点での症候学が併記されると、実際的であって、診断基準としても理にかなったものになると考えます。

3　自閉症の疫学と予後について

自閉症の出現率について、三六年前は一般児童一〇、〇〇〇人に対して四ないし五人だろうと考えていました。しかし、実際はずっと多いことが明らかになってきました。現在は少なくとも一〇〇人の児童に一人は自閉症の診断がつくと言われています。

疫学的にどのぐらいの出現率なのかをある地域で厳密に調査したものはないようです。

先述のDSM−5は本来は疫学調査のためのツールですが、これを使っての報告も聞いていません。

それにかわって、ある地域での乳幼児健診の受診児のなかで、自閉症ではないかと疑われる子ども比率から、自閉症の出現率を推定した報告があります。名古屋市、甲府市、横浜市、仙台市、糸島市などの報告からほぼ一％とみてよいと考えます。ある地域の子どもの発達に揺らぎが起こったとき、その全員が受診するであろうと思われる児童精神科クリニックの自閉症児の受診数を見るのも、出現率の推定には役立つと思っています。愛媛県今治市で藤岡宏氏が院長をしているつばさ発達クリニックの受診児数を聞いて、私は今治市の一年間の出生児数のほぼ一％だなと思いました。

この三〇～四〇年の間にどうしてこのように自閉症が増えたのでしょうか。いろいろの意見があります。自閉症への注目がまして、その兆候が疑われると、すぐ相談に行ったり、受診する子ども多くなったからだという人もいます。また、自閉症の診断基準が広がり、ＤＳＭ－５の自閉症スペクトラムのような包括的な診断名が適用されたためと考える人もいます。子どもの気質や感覚過敏性の変化が、大気汚染や食物への中毒物質の混入のためという少数意見もあります。これらのうちどれが妥当なのかについては、あとしばらく検討期間が必要と考えます。

本書でも述べているように、原因がはっきりしていない病気や症候群では、それがどのような性質のものであるかをみきわめるうえで予後調査が重要になります。出現率もふえ、さまざまな治療的な方策が施され、かなり良い変化を示しているように思われる自閉症では、特に予後調査は必要で、それも治療的関わりを続けながら長期間みてきた方がたの経過や転帰を報告したものが有用です。しかし、このような予後調査は条件の調整やさまざまな対人関係での制約が伴うので、なかなか難しく報

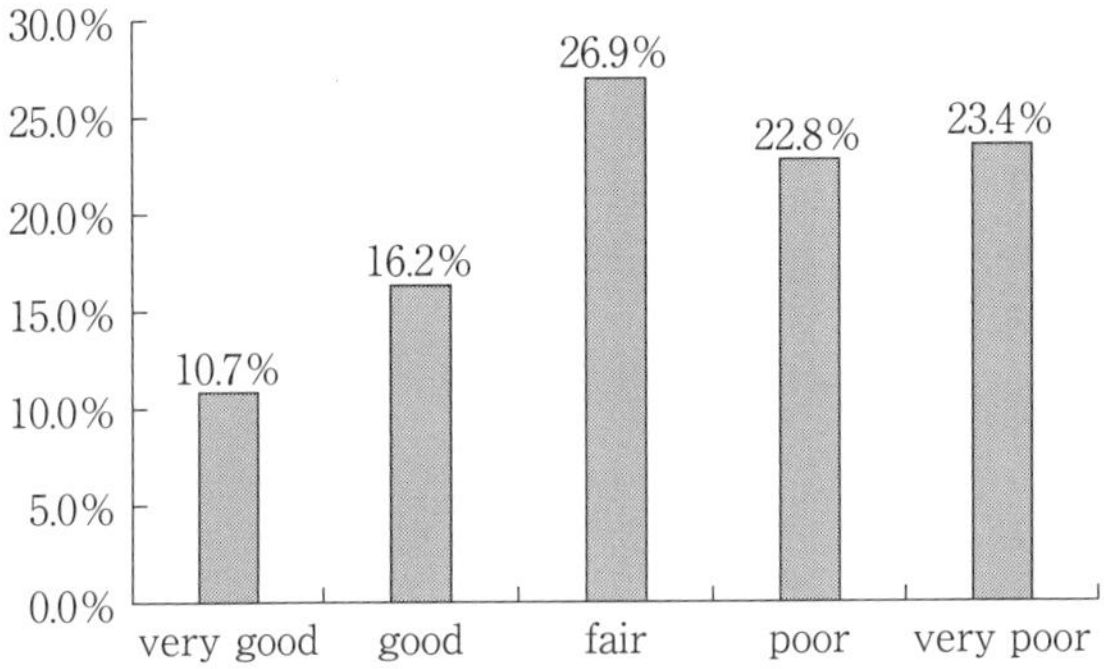

図A　自閉症の予後−社会適応レベル（N = 198）

告も少ないというのが実情です。

ここでは、小林隆児さんと私が、本書初版の一二年後の一九九二年に報告した予後研究について紹介します。私たちがそれぞれの外来や土曜学級で治療し、その後も縁をもってきた人びとの中で一八歳以上になった一九八名の方がたについての報告でした。まず一九九一年時点での社会適応状態を、very good、good、fair、poor、very poor の五段階に分けて対象とした子どもたちがどれに当てはまるかを見てみました。この五段階は外国の予後調査での区分によりました。比率でみると、very good が一〇・七%、good が一六・二%、fair 二六・九%、poor 二二・八%、very poor 二三・四%となりました。これは本書に記したそれまでの予後調査の結果とくらべて著しく良好なものでした。積極的に、長期間、いろいろの治療的関わりを続けたためと考えました（図A）。

また、子どもたちがある時点から急に良い変化を見せることもわかりました。それまでは五歳を過ぎて良い変化が起こらないとだめだろうと見なされていましたが、一一歳、一二歳からでも良い方向への進展が起こることを報告しました。このような所見の

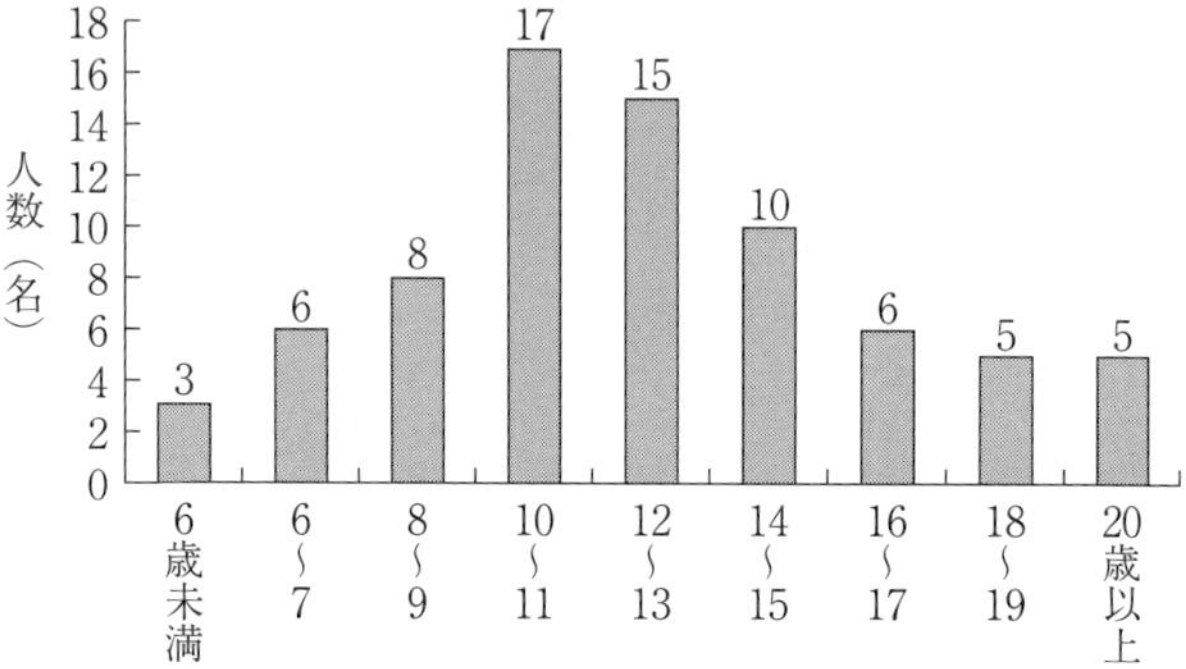

図Ｂ　自閉症の予後−状態・急に改善した年齢（N ＝ 75）

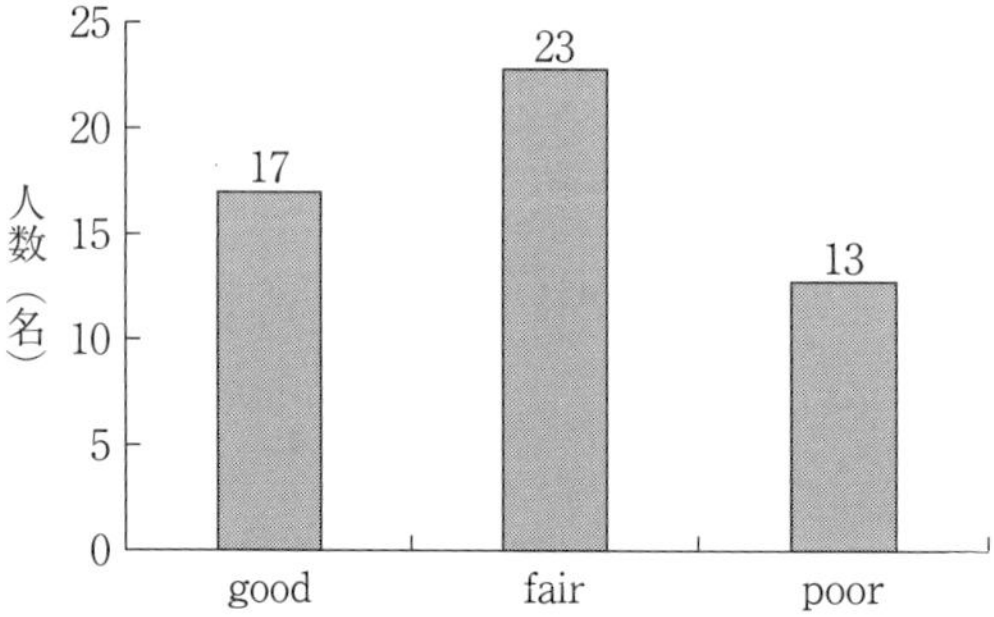

図Ｃ　自閉症の予後−社会適応レベル（N ＝ 53）

発表は多くの外国の研究者からも注目をあびました。これは二三年たった今も続き、小林さんによると日本人の精神医学論文では外国の学術雑誌での引用数が多い論文の一つになっているとのことです（図B）。

一九九九年に私は大学を退官し福岡を去ることになったので、それまで個人的に治療的関わりをもってきた二五歳以上の五三名の方がたに別れを告げる意味もあって、訪ねたり、来てもらったりして面接して、それまでの経過を再確認してみました。先の報告時と比べても皆さらに安定して、良い対人関係の能力をもてるようになっていました。例の分類に準拠すると、good 一七名、fair 二三名、poor 一三名でした（図C）。対人関係や生活能力という面では著しく伸びているのに、good の判定にあたるものが低いのは、当時の日本の社会経済的状況、とくにバブル崩壊の余波でリストラにあった人びとが多いためでした。自閉症の社会適応状態となると、本人の個人的な諸能力だけでなく、本人が置かれている社会条件によって規定されることを痛感しました。

4　薬物療法について

薬物療法はある生物学的機能不全や病変がはっきりしていて、それが病態と密接に関連している場合のみ行われるべきものです。その意味では、原因は不明で、基本的病態についても断定的なものはなく、その基盤の生物学的状況との絡みもはっきりしていない自閉症では、薬物療法が二次的なもの、補足的なものになるのは当然でしょう。

にもかかわらず、これまで何回も自閉症に効くというふれこみでいくつかの薬剤が登場しては去り、また数年あとには別の薬剤が登場してくるという状況が続いていました。しかしどの薬剤も何年か使用されては無効ということになりました。また数年経つとこれこそ効くぞという薬が発売されるかもしれません。自閉症のように薬物療法は本質的治療法ではない場合でも、隙あれば売り出そうという会社があり、そのような薬に期待する医療関係者やクライエントがいます。薬の魔力というのは打ち消すことが困難です。

今は特効薬といううたい文句の薬物はないようですが、症状軽減のためという薬物療法はかなり行われています。私自身もいわゆる特効薬といわれるものにのぼせたことはありませんが、対症的効果を狙ってのいくつかの薬剤を投与していました。それが効果あったのかどうかは定かでないのですが、ともかく使用しなくてはという心境であったのは確かです。

ここで、医師はどうして薬にたよろうとするのか、また患者さんも薬に期待するのかということの意味を考えてみましょう。結論的に言えば、どの薬が良いかを医師が熟慮して処方し、患者がそれを期待して飲むという慣習が、もう医学が始まって三、〇〇〇年以上の医療行為の基本中の基本形態であって、それは呪縛のように医師患者関係に付きまとい、それなくして医療は成立しないという歴史的宿命ともいえるのです。

三、〇〇〇年以上前の古代エジプトや古代バビロニアの医療ではワニの糞、トカゲの血液、豚の歯、ロバのひずめなどを原料にした薬が重宝されていました。時代が変わっても、同じような薬ばかりです。今の薬理学的知識からすると、まったく効果のないものです。今でいうプラセボです。それでも医師がこれが良いと信じて投与し、患者もこの先生が俺のために出した薬だから良い薬だろうと思って服用すると、それによって苦痛は軽減し、病から癒えてきました。そのような医療の効果で人類は生き延びてきたのです。

現代の薬理学的知見からみて理にかなった薬は、マラリアのキニーネ療法がはじめてだと言われています。その後の薬もプラセボでした。七〇年前に発見されたペニシリンから薬理作用が証明できる薬が出回りますが、そのような薬は限られていて、いまの知識ではプラセボといえるものがほとんどだったと言われています。しかし、プラセボ効果は時に絶大で多くの患者が救われてきたのが医療の歴史です。私が医者になった五三年前に勇んでつかっていた薬も、いまはほとんど使用されず、消えてしまっています。ずいぶん効いたように思っていましたが、プラセボ効果によるところが多かったのかもしれません。

薬物療法とはそのような本質をもったものですから、自閉症に薬物療法はいけないとは言い切れません。不安、不快感、痛みなどの症状改善を目的に、副作用が少なく、薬代が高くないのもの（一日一〇〇円以下）であったら、短時間なら投与して良いのではないかと考えます。ただ医師と患児との間に良い関係がうまれていて、子どもが薬物の服用を拒んでいないということが条件になりますが。

5　成人になっておこった発達障害について

成人期になっておこった発達障害ということがしばしば話題になります。それを述べる人によって各人それぞれの意味があって、統一的な見解はいまだないようです。共通しているのは、既存の診断類型にあてはめるのが難しいという事例といえます。

このような症例の報告を読んでまず私が推測するのは、幼児期に自閉症だった人が学童期に著しく改善されほとんど目立たなくなり、普通の生活、皆と同じような社会的行動がとれるようになっていたのに、思春期の心的危機と同期したように不安定となって動揺し、今の状況に適応するのが困難となって、昔の自閉症状態の対人様式や生理的感覚が優先する認知パターンが賦活されてきているようなケースです。次に思うのが、かっての境界型パーソナリティ障害といわれたものの軽症例ではといえる人です。この方がたも詳しく成育歴を検討すると、分離個別化の過程の問題、特に精神分析の立場で重要視される再接近期の危機が解消されず、持ちながらえてきていたと理解できるのかもしれません。また、非定型の統合失調症の軽症状態ではないかと思われる事例もあります。

発達障害という言葉でその事例を理解したくなるといのは、青年期、成人期におこった脳の生物学的機能障害に基づくというより、乳幼児期からの成育歴をつぶさに検討しないと理解できないケースだという判断があるからだと思います。そうだとすると、発達障害という診断名の広がりは精神科臨床を深めていく契機となるのではと考えます。

ここで、思い切って私の思いを述べてみます。本書でくり返してきたように、人間の精神発達は無数の条件が整いすすんでいき、いくつかの危機段階を乗り越えやっと達成されます。この過程をすべて順調に乗り越え、なんの差しさわりも残さないという人はきわめて稀と考えます。人は皆なんらかの不備をもち、それをかかえて生きています。発達障害の臨床にたずさわる人が「俺は発達障害ではないが、君は発達障害だ」という視点でかかわるのは正しいとは言えません。「僕も発達の問題を抱えているが、君は僕とは違うタイプの発達障害だね」という気持ちで接していくべきではないかと思っています。

6 中年期以降の自閉症——統合失調症との違い

カナーの自閉症の提唱から七〇年が経ち、初めに記載された子どもたちももう八〇歳の老人になりました。九州大学の黒木俊秀さんに聞いたことですが、一番目の症例ドナルド・トリプレットさんが一昨年（二〇一三年）、八〇歳の誕生日を迎え、そのことがＡＢＣやアメリカの主要紙で紹介されたそうです。トリプレットさんは大富豪の銀行のオーナーの息子でその銀行の出納係を務めた後、退任してからはゴルフと海外旅行を楽しみながら悠々自適の生活を送っています。

私が関わってきた自閉症の方がたも中年期になり五〇歳をこした人もいます。いまも四五歳以上の三〇人の方がたとは手紙のやり取りをしたり、電話で元気かと聞き合ったりの関係を続けています。その人びとのこれまでの生きざまを「中年期自閉症にとっての生涯発達」という論考で『そだちの科学』に投稿させてもらい、それを本書にも掲載しています。この方がたはトリプレットさんのような金持ちでなく、みな安い給料や障害年金でつつましい生活を送っていますが、皆、毎日をこつこつと、ささやかに生きています。四〇年の間に、少しずつ生活能力を身に着け、生きるすべを学び取り入れてきたと言えます。

掲載されている私の論考と重複しますが、そこで書き足りなかったいくつかのことを述べてみます。

自閉症の人びとは二〇歳代まではまだ何かと不安定で、いらいらしたり、癇癪をおこすことがありましたが、三〇歳代ではほとんどの方が落ち着き、ゆったりとしてきました。四〇歳代になるとさらに安定し、多くの状況で適応的行動がとれるようになってきました。二〇歳代後半から年を重ねることに、安定し、人格も成熟してきたと思います。ちょっとの停滞はあっても、著しい退行反応をみせたという例はありませんでした。それは統合失調症の方の二五歳から四五歳までの二〇年間の経過とは対照的なことです。二〇歳で発症した統合失調症が一度は寛解し、安定した状態になっても、二五歳から四五歳までの二〇年間にどんどん社会適応能力が伸び、さらに安定し成熟していくという例は少ないと思われます。逆に、ちょっとしたことがきっかけで挫折して、不適応状態になり、退行していく例もかなりあり、再発をしてそこから立ち直るのに長期間にわたって苦悩の状態が続く例も少なくないと言えます。もともとの社会適応レベルが違っているし、要求される課題や受ける社会的ストレスも異なるとはいえ、自閉症と統合失調症ではこの二〇年間の経過の様相は異なっています。自閉症と統合失調症が同じものではとみなされ、かなり類似しているのではという見解がありましたが、成人期から中年期にいたる二〇年間のもろもろの違いは両者が異なっていることを実証的に示していると考えます。

この『自閉症』新訂版をだすことができたのは、日本評論社の遠藤俊夫さんの並々ならぬ忍耐とお励ましの賜物と心から感謝しています。この新訂版の企画がもちあがったのはもう七年前のことです。間もなく私は病気をしてしばらく休養を余儀なくされました。しばらくして遠藤さんも病気をして休養されました。短い原稿でも書くことが苦手な私は、遠藤さん長くゆっくり休んでくださいねと願いました。回復して職場復帰された遠藤さんは、もう元気になっていた私にときどき、ちらっとこの出版のことを口にされましたが、それ以上深追いはされません。それをいいことに私は二年以上ゆったりとしていました。やっと私も出版の準備にとりかかりました。私はこの本を、遠藤さんと私の回復記念にしたい気持ちです。

二〇一五年一一月

村田豊久

追記したい主な参考文献

青木省三『ぼくらの中の発達障害』ちくまプリマー新書、二〇一二年
大神英裕『発達障害の早期支援―研究と実践を紡ぐ新しい地域連携』ミネルヴァ書房、二〇〇八年
小倉　清『子どものこころ』慶應義塾大学出版会、一九九六年
木谷秀勝『子どもの発達支援と心理アセスメント』金子書房、二〇一三年
Kobayashi,R., Murata,T., & Yoshinaga、K.: A follow-up study of 201children with autism in Kyushu and Yamaguchi areas, Japan. J. Autism Dev. Disord. 22: 395-411,1992.
小林隆児『自閉症のこころをみつめる―関係発達臨床からみた親子のそだち』岩崎学術出版社、二〇一〇年
小林隆児『「関係」からみる乳幼児の自閉症スペクトラム―甘えのアンビヴァレンスに焦点をあてて』ミネルヴァ書房、二〇一四年
清水將之『子どもの精神医学ハンドブック〔第２版〕』日本評論社、二〇一〇年
杉山登志郎『発達障害の子どもたち』講談社現代新書、二〇〇七年
高原朗子編『発達障害児の障害支援―社会への架け橋「心理劇」』九州大学出版会、二〇一一年
滝川一廣『「こころ」の本質とはなにか―統合失調症・自閉症・不登校のふしぎ』ちくま新書、二〇〇四年
竹下研三『人間発達学―人はどう育つのか』中央法規出版、二〇〇九年
田中康雄『支援から共生への道―発達障害の臨床から日常の連携へ』慶應義塾大学出版会、二〇〇九年
藤岡　宏『自閉症の特性理解と支援―「TEACCHに学びながら」』ぶどう社、二〇〇七年
古庄純一、磯崎祐介『神経発達症（発達障害）と思春期・青年期』明石書店、二〇一四年

村田豊久「プラセボ効果」『教育と医学』一〇巻、八九九—九〇五頁、一九六九年
村田豊久『子どものこころの病理とその治療』九州大学出版会、一九九九年
村田豊久『子ども臨床へのまなざし』日本評論社、二〇〇九年
村田豊久『子どものこころの不思議』慶應義塾大学出版会、二〇〇九年

村田豊久（むらた　とよひさ）

1935年　鹿児島県生まれ。
1961年　九州大学医学部卒業。
1966年　九州大学大学院医学研究科修了（医学博士）、国立肥前療養所医師（精神科）。
1967年　九州大学医学部助手（精神医学）。
1970年　パリ大学医学部医学心理学教室およびパリ13区精神衛生センター児童部に留学。
1973年　福岡大学医学部助教授（精神医学）。
1979年　福岡大学病院客員教授および村田メンタルクリニック院長。
1980年　九州大学教育学部教授（生涯発達講座）。
2001年　西南学院大学文学部教授（社会福祉学科）。
2005年　村田子どもメンタルクリニック院長。
2011年　村田子ども教育心理相談室主宰。
著　書　『子どものこころの病理とその治療』（九州大学出版会）、『子ども臨床へのまなざし』（日本評論社）、『子どものこころの不思議―児童精神科の診療室から』（慶應義塾大学出版会）、『子どものこころを見つめて―臨床の真髄を語る』（共著、遠見書房）。

●こころの科学叢書

新訂《しんてい》 自《じ》閉症《へいしょう》

2016年２月25日　第１版第１刷発行

著　者――村田豊久
発行者――串崎　浩
発行所――株式会社 日本評論社
〒170-8474 東京都豊島区南大塚3-12-4
電話 03-3987-8621（販売）-8598（編集）
印刷所――港北出版印刷株式会社
製本所――井上製本所
装　幀――駒井佑二
検印省略

ISBN978-4-535-80423-4　Printed in Japan